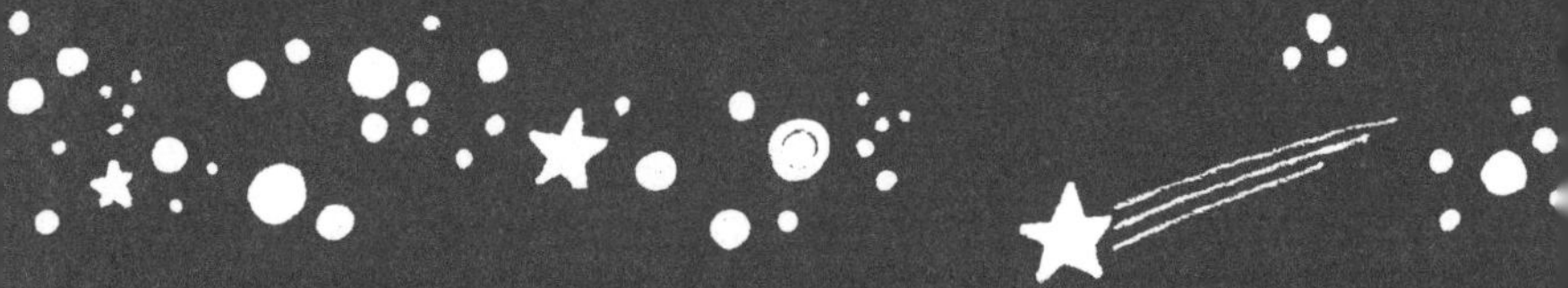

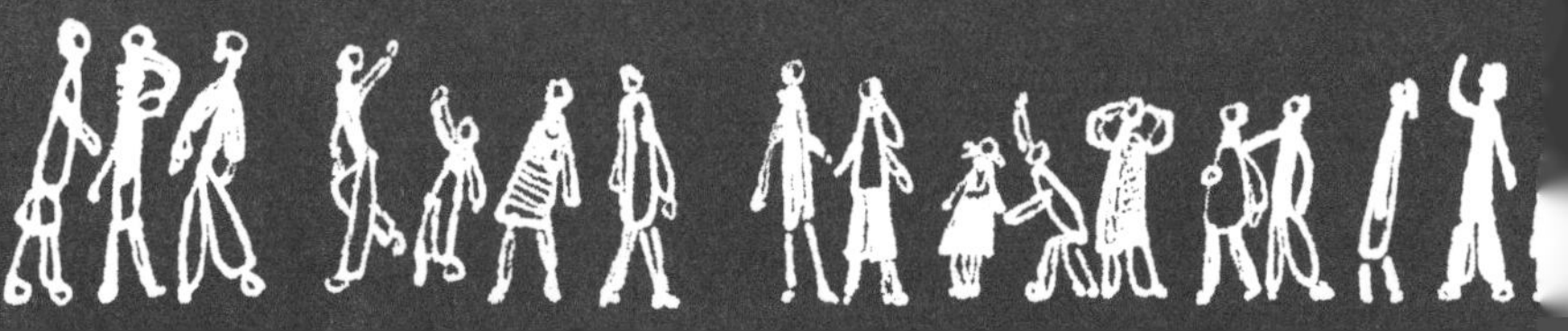

陣田泰子　横浜市立大学　看護キャリア開発支援センター長

看護現場学への招待

エキスパートナースは現場で育つ

第2版

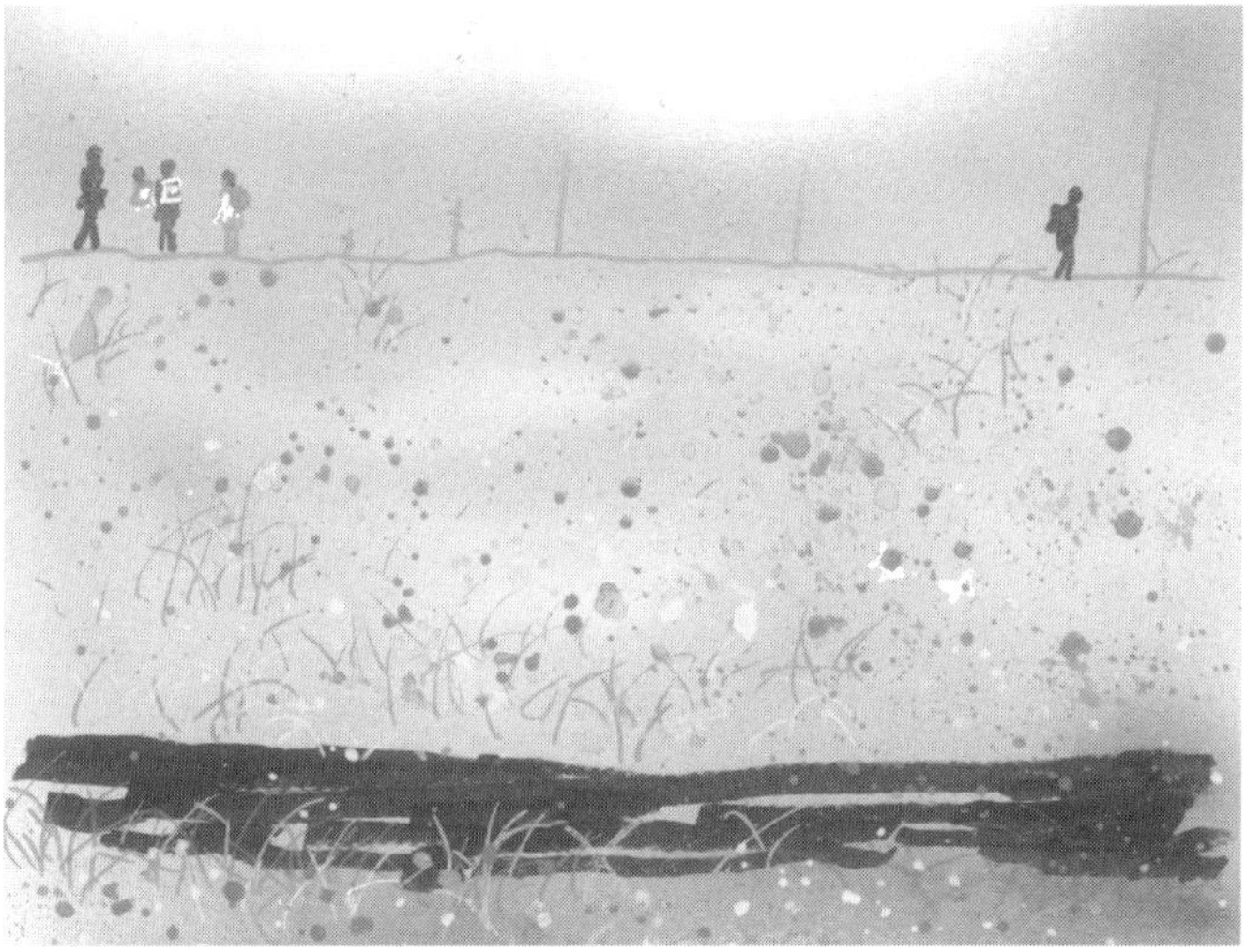

医学書院

第2版の序

「看護現場学」という言葉は私の造語である。この言葉は「教室で考える看護」に対する対立概念である。それはまた、思考と身体、という対立でもある。この対立構造が私のなかで両立へと向かわなければ私のリベンジは終わらない。それは理論と実践の統合にほかならない。統合の鍵は教室ではなく、「現場」にある。そしてエキスパートナースのなかにある。（初版の序文より）

『看護現場学』という言葉は私の造語である」と本書の初版の序文に書いて、早いもので12年が過ぎた。

この間に私は定年を迎え、数か所職場を異動して、現在も仕事を継続している。この事実に自分でも驚いているが、巷で語られているライフシフト、ワークシフトは、医療の現場でも当たり前と考えられるような時代に突入していると言っても過言ではないであろう。

医療費抑制施策も一段と厳しくなり、施設内での医療(病院スタイルの医療)は絞られ、「地域包括ケア」の名のもとに「老いに関連する病いや慢性疾患など」へのケアの多くが地域のなかで行なわれるようになった。一時期話題になった「病院の世紀の終焉」(猪飼周平著『病院の世紀の理論』、有斐閣、2010年)に向かっていると考えてよいだろう。

そのようななか、そろそろ現役を退こうと考え始めていた私の元に聞こえてくるのは〝現場は疲弊している〟〝元気がでない〟〝モチベーションが保てない〟など、臨床の看護師たちの悲痛な声である。しかし、実際に現場に行ってみると〝え、こんなことやっている!〟〝はつらつとしている…〟と思えるような場面にも出会う。それも、意外に多いのである。

この先、看護を取り巻く環境はそう簡単に良い方向へ落ち着くことはないであろう。であれば、看護という仕事を選択した私たちが、やりがいをもって働くために、私が身体を通して学び、体得した、看護実践から学ぶ方法・知(看護現場学)をもう一度伝えたいという思いに駆られた。いや、むしろ伝えなければと、初版の発行後も追究し続けてきたこの看護現場学について、新たに得た知見も書き残したいと思うようになってきた。

今回、これまで仕事を続けてきたなかでひとつの道が見えてきた。あれもこれも追い求めるのではなく、私たちが本当にしたかったことに立ち戻ることが必要だということである。現場で起きていることから学ぶ「帰納的アプローチ」を通して、看護経験を概念化し実践した看護の証を残すこと（それには言語化が必要）であり、看護の実践とはそこまでをやってはじめて「看護実践」と言えるものではないか。

それは私自身の「経験のしっぱなし」から辿りついた看護現場での学びであり、学びの方法であった。

本書では、初版にある看護現場学構想に至るまでの自身の体験は基本的に残し、「看護現場学―内発的発展学習法」という「看護経験の概念化」の方法についてすぐ実践できるように詳述した。そして概念化を通して変化した現場（病院、施設）の取り組みを実践例としてまとめた。さらに終章として、鶴見和子への畏敬の念を「私の鶴見和子論」として付け加えた。鶴見和子に関しては初版では限られたことしか書いていない。今回大幅に書き加えたのはなぜか。そもそも看護現場学は、鶴見和子の内発的発展論がバックボーンにあり、本書の源流であったが、改訂作業をしているなかでより明確にその意味が立ち現れてきたのである。看護現場学の中心概念「看護現場学―内発的発展学習法」として位置づけたい思いがあった。

看護の概念化については、「認識の三段階連関理論」（庄司和晃著、季節社、１９９１年）

を用いて看護実践を発展させていく方法(概念化)として具体的にまとめたが、いまだ荒削りの感は否めない。しかし、現象の海ともいえる看護現場において「看護実践」という学びを表していく方法のひとつとして、本書の意味はあるのではないかと自負している。皆様からのご意見・ご批判をいただき、さらに発展させていきたいと思っている。

私の願いは、どんな時代がこようとも、看護という仕事を選んだ人々がその仕事を通して実現したかったことに向かっていくことができるようにすることである。同じ道をひと足先に歩いてきた者として、経験を通して〝感じて〟、〝思って〟、〝考えてきた〟ことを、私の概念化の成果物として、その方法を伝えたかった。

今回、この改訂作業は何度も挫折した過程があった。ここまでたどり着くことができるとは私自身が思ってもいなかった。『看護現場学への招待』の初版を編集いただいた河田由紀子さんの励ましがなかったら本書は誕生しなかった。また北原拓也さんの的確なアドバイスに大いに助けられた。本当にありがとうございました。

2019年1月4日

陣田 泰子

CONTENTS

第2章　看護の証を社会に伝えよう

第5章　「看護現場学（看護の概念化）」の方法

第6章　「看護現場学」実践例

実践例2　熊本・みゆきの里における多職種協働研修　内発的発展学習をベースに――189

実践例3　海老名総合病院における「看護の概念化」の取り組み――202

終章　私の鶴見和子論——内発的発展論に導かれて

表紙・絵　渡辺　淳
イラスト　加藤由美子
装丁・本文デザイン　菅谷貫太郎

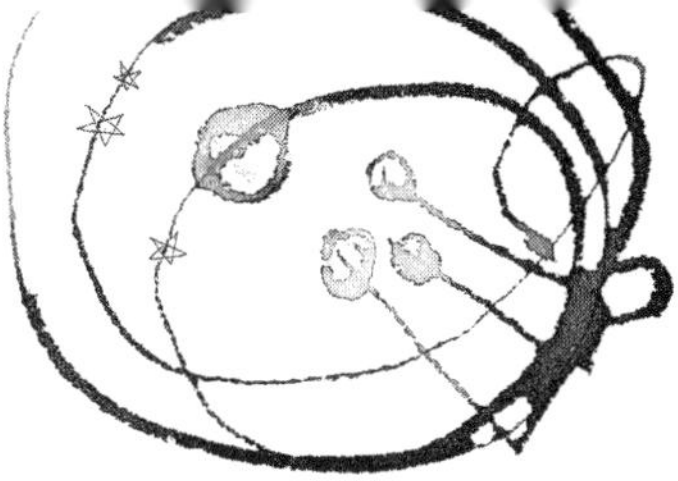

第1章

私の看護の原点

ツラクテモ　イキテイタイ
——Kさんの事例から

Kさんとの出会い

1977（昭和52）年9月、私が聖マリアンナ医科大学病院で師長になって間もないころ、ひとりの患者が入院した。Kさん、62歳、スポーツ好きの活発な女性だった。友人らと十和田湖旅行に出かけ、帰ってきたころから足がもつれて歩きにくくなり、言葉もうまくでなくなった。様子がおかしいので、近所の病院で診察・検査を受けた。その結果、「大きな病院で診てもらったほうがいい」と言われたのだという。そして、検査入院してきたのだ。

医師の診断は「筋萎縮性側索硬化症（ALS）」、検査の結果は前の病院と変わらなかった。そのことは家族にだけ伝えられた。Kさんは、まだ自力で歩くことができるので、家で気をつけて生活をするようにと、いったん退院することになった。Kさんの病気は治る見込みがないので、一度入院したら永久に退院できなくなってしまうと思われていたからである。

当時ALSは、根治療法のない難病であった。徐々に全身の筋肉が萎縮し、やがて呼吸ができなくなる。

退院後、家族に助けられながら自宅でなんとか暮らしていたKさんが、つまずいたり転んだりするようになった。また、頻回にむせるようになり食事が十分とれなくなって、2か月後再入院してきた。家族は夫と娘夫婦の二世帯同居であったが、遠方からの入院であったため、家族の面会は週1回だった。

入院後もしばらくは付き添いのもとで歩行ができていたが、次第に寝たきりになり、食事も介助が必要となった。話す言葉もしだいに聞き取れなくなった。

Kさんの入院生活で一番困ったのは「ナースコール」だった。押しボタン式のナースコールはさほど力がいらないようにみえるが、筋力の落ちてしまったKさんには、指でナースコールを押すだけの力が残っていなかった。このような状態でもナースコールを押せるように、「てこの原理」を利用した板を取りつけ、わずかな力で押せるナースコールを整備課に作成してもらった。これで、Kさんとナースステーションはつながることができた。

翌年2月のことである。私は自分の働く病棟に入院してしまった。子育てと病に倒れた義母の看病で疲れて高熱をだしてしまったのだった。その日、準夜帯に入院した3人目の患者となり、「部屋がないので、すみません」というナースに連れられて2人部屋に入り、Kさんと同室であることを知った。

入院後2～3日、私は日頃の疲れがでてずっと眠り続けた。人間はこんなに眠れるものかと思うほど、よく眠った。Kさんはときどき息苦しそうに見えることもあったが、介助を受けてなんとか食事もしていた。熱が下がり、Kさんと時々話をするようになったころは、看護助手のFさんがKさんの食事介助をしていた。しかし、Kさんが途中でむせてしまい、ナースが病室に飛んできたこともあった。

Kさんとの会話は、厚紙にひらがなの50音が書かれた自作の文字盤を使って行なっていた。一字一字をKさんのまばたきで「イエス・ノー」を判断して言葉をつないでいく。「あいうえお」から始まる50音盤は、構音障害があり、まばたき以外身体を動かすことのできないKさんにとって、ナースコールとともに命綱であった。

熱が下がってからの私は、点滴が終了すると何もすることがなく手持ち無沙汰となった。そんなとき、病室を訪れるナースとKさんの会話を聞くともなく聞いていた。「文字盤」の使い方はナースによってマチマチであり、聞き取るまでの時間が異なることに気がついた。

ナースが「あいうえお」と一音ずつ順を追ってたずねていくと、目的の言葉に到着するまでに時間がかかる。まず初めに「あかさたな、はまやらわ」の行をたずね、言いたい言葉の一番上の文字を確認してから、次に「あいうえお」の音に下がっていくほうが速いのである。ナースとKさんの会話を聞きながら何度も確認して、そう確信した。

間もなく退院した私は、「50音盤の使い方」と手順を書いたボードをベッドサイドに置いた。「これはいいですね」と家族からも感謝された。また、ナースにKさんの食事介助はナースがする時期にきていることを伝え、それ以後、Kさんの食事介助はナースが担当するようになった。

この頃は、Kさんが「私の看護の原点」ともいうべき人になるとは夢にも思ってもいなかった。不思議な縁がすでに始まっていた。

気管切開、そして「死にたい!」

その年の4月、夜勤帯で呼吸停止となったKさんに気管切開が行なわれた。わずかながらも言葉を発していたKさんはまったく話せなくなってしまった。それからの毎日、「死にたい」「言葉がほしい」と訴え続けた。ナースの清拭も断るようになった。

その頃、Kさんの信頼する若い医師が結婚することになり、私はあることを思いついた。そして、Kさんの部屋を訪問し思い切って話してみた。

「Kさん、先生の結婚式に電報を打ってみませんか?」

どうしたらそんなことができるのか、とでもいうように、Kさんはきょとんとした顔をした。

「Kさんが電文を考えたら、ナースにKさんの名前で電報を打ってもらうことができますよ」

そう伝えて、私は病室を出た。ダメかもしれない、そう思いながらも賭けてみた。

1週間後、私はKさんの部屋を再び訪ねた。できているかしら、やっぱり無理だったかな、とおそるおそるきりだした。

「Kさん、電文できましたか?」

そのときKさんは、まばたきではっきり「イエス」のサインを私に送ってくれた。私はびっくりして50音盤を使って急いで文字を聞き取った。電文はすでにでき上がっていた。

1か月後、結婚式でKさんからの祝電が披露された。式場では、発信人の名前を聞いてどよめきが起こった。その医師は新婚旅行から帰ってくるとすぐに、Kさんの部屋を訪ねた。

「Kさん、電報ありがとう」

Kさんは、それから少しずつ心を開くようになり、しだいに以前のように清拭、シャワー浴もできるようになった。

ある日、カンファレンスでKさんの生活について話し合った。あるナースが、「Kさんは、手足は動かないけれど意識ははっきりしているから、俳句をつくってみてはどうかしら」と意見をだした。ナースたちは俳句の趣味があると聞いたこともなかったが、熱心に話すナースに「一応聞いてみよう」ということになり、Kさんに働きかけた。ナースから「俳句をつくってみませんか」と言われたKさんは、イエスともノーともはっきりわからないような表情で聞いていた。

1週間後、Kさんにナースが聞いた。

「Kさん、俳句はできていますか?」

Kさんは、はっきりとまばたきをした。「イエス」のサインだった。びっくりしたナースは、あわてて一語一語聞きだした。

「コマネズミヨクゾハタラクハチミナミ」

「こまねずみ　よくぞ働く　8南」という第1作目の俳句ができ上ったのは、1979(昭和54)年4月8日のことであった。当時、私たちの職場は8南病棟という内科病棟であった。
以後、少しずつKさんは俳句をつくるようになった。
春の海　のぞいてみたい　車椅子
このからだ　起きた夢見て　ほほ濡らす
また、ときには、
日曜日　みんな不在か　看護ぶり
と、私たちの看護の手抜きを、Kさんは決して許しはしなかった。

■新人ナースの登竜門■

ある日、新人のCナースが私のところへやってきた。

「Kさんに清拭しようと部屋に行ったんですけど、Kさんが清拭させてくれないんです」

「理由は何かわかるの?」

「それが、いくら聞いてもわからないのです」

私はKさんの部屋を訪問して「Kさん、どうして清拭をしないのですか?」と聞いた。すると、文字盤で「Cナースは、前に清拭したときに腕をもち上げて裏側を拭かないで終わった」というのだった。Kさんは、いいかげんな清拭をしたCナースから清拭されたくなかったのだ。

私はナースステーションに戻り、Cナースにそのことを伝えた。Cナースは悔しそうな表情をした。そこで、「今日は、きちんとやりますから、清拭させてください」とKさんに話してから清拭するように伝えた。

またあるときは、やはり新人ナースのOさんに、Kさんは厳しいメッセージを伝えた。吸引を終えて「何かありますか?」と、部屋を去るときの言葉かけを守ってたずねるOナースに、Kさんは何か言いたそうな表情をした。その表情をキャッチしたOナースは、一生懸命文字盤をつかって一語一語言葉をつなぐと、「キュウインヘタ」。

Oナースはびっくりしてナースステーションに戻ってきた。そして、「私、もうKさんの吸引するのは嫌です」と言った。そこで私は、

「Kさんは1日何回吸引されていると思う?」

「10回以上です」

「1日10回だとしても1週間70回、1か月で何回になる? もう何回吸引しているのかしら」

Oナースは黙ってしまった。

「その10回の吸引が上手で短時間に分泌物もとれてすっきりする場合と、気管壁を傷つけたり、分泌物も十分とれなかったらKさんはどうなるの？　あなたが吸引を上手になるしか方法はないんじゃない？」

まだ納得しかねる表情のOナースに「今度は吸引のあとに、Kさんから言われるよりも先に、Kさんに今日の吸引はどうでしたか、前よりうまくなったでしょうか？　と聞くといいんじゃない」と伝えた。

妥協を許さないKさんの存在は、ナースとしての態度と技術をマスターしていく登竜門となった。そして私たちは、Kさんの欲求を満たしていくにはどうしたらよいのかを考え続けた。

■呼吸停止、人工呼吸器装着■

1979(昭和54)年6月、Kさんの呼吸が再び止まった。

いつかこの日がくることは予測され、受け持ち医師は事前に家族と話し合っていた。いまでいう〝インフォームド・コンセント〟である。家族は、Kさんの呼吸が止まっても「人工呼吸器はつけない」という苦渋の選択をしていた。

その日、T医師の当直の夜、Kさんの呼吸が停止した。「呼吸器はつけない」という決断を、T医師はもちろん知っていた。しかし、T医師はKさんに人工呼吸器を装着した。「呼吸が止まってチアノーゼが出現しているKさんを見て、ないのならともかくそこに呼吸器があるのにただ見ていることは、医師としてできなかった」

T医師からその言葉を聞いたのは、ずっとあとになってからだった。

Kさんはセデーションから醒めて、再び「死にたい」「苦しい、殺して」と文字盤で何度も訴えた。また生きる意欲を失ってしまったようだった。

「きっとまた、あのときのように元気になるはず」、祈るような思いで、私たちはKさんの気持ちの変化を待った。

呼吸停止から2か月が過ぎたころ、Kさんは少しずつ落ち着きを取り戻してきた。そしてあれだけ落ち込んでいたKさんが、俳句を詠むようになった。

■ツラクテモ　イキテイタイ■

人工呼吸器をつけて2か月後、久しぶりにKさんの俳句ができた。

窓開けて　蝉の声聞く　2年ぶり

できたなら　わが家恋し　ながめたい

ある日のカンファレンスで、「Kさん、このごろ落ち着いてきたようです、死にたいという言葉が少なくなった」「Kさんの本当の気持ちはどうなのだろうか」「Kさんのいまの気持ちを聞いてみたい」という声が、何人からもだされた。

いつ、誰が、どのようにKさんに聞いたらよいかを話し合った。Kさんは若いYナースともうひとりのNナースに一番心を許していた。Kさんの本音はいつもこのふたりのナースから入り、「いまKさん落ち込んでいるから、○○しよう」などとカンファレンスで相談していた。そこで、Nナースがいまの気持ちを聞いてみることになった。

Kさんの気持ちが穏やかな状態のときをみはからって、Nさんが思い切ってたずねた。

「Kさん、今日は何を聞いてもいいですか?」

「ハイ」

「Kさんは、自分の病気を何だと思っていますか?」

「キンニクノビョウキ」

「Kさん、病気は治ると思っていますか?」

「ナオル」

「それではKさん、以前、死にたいって言っていましたね?」

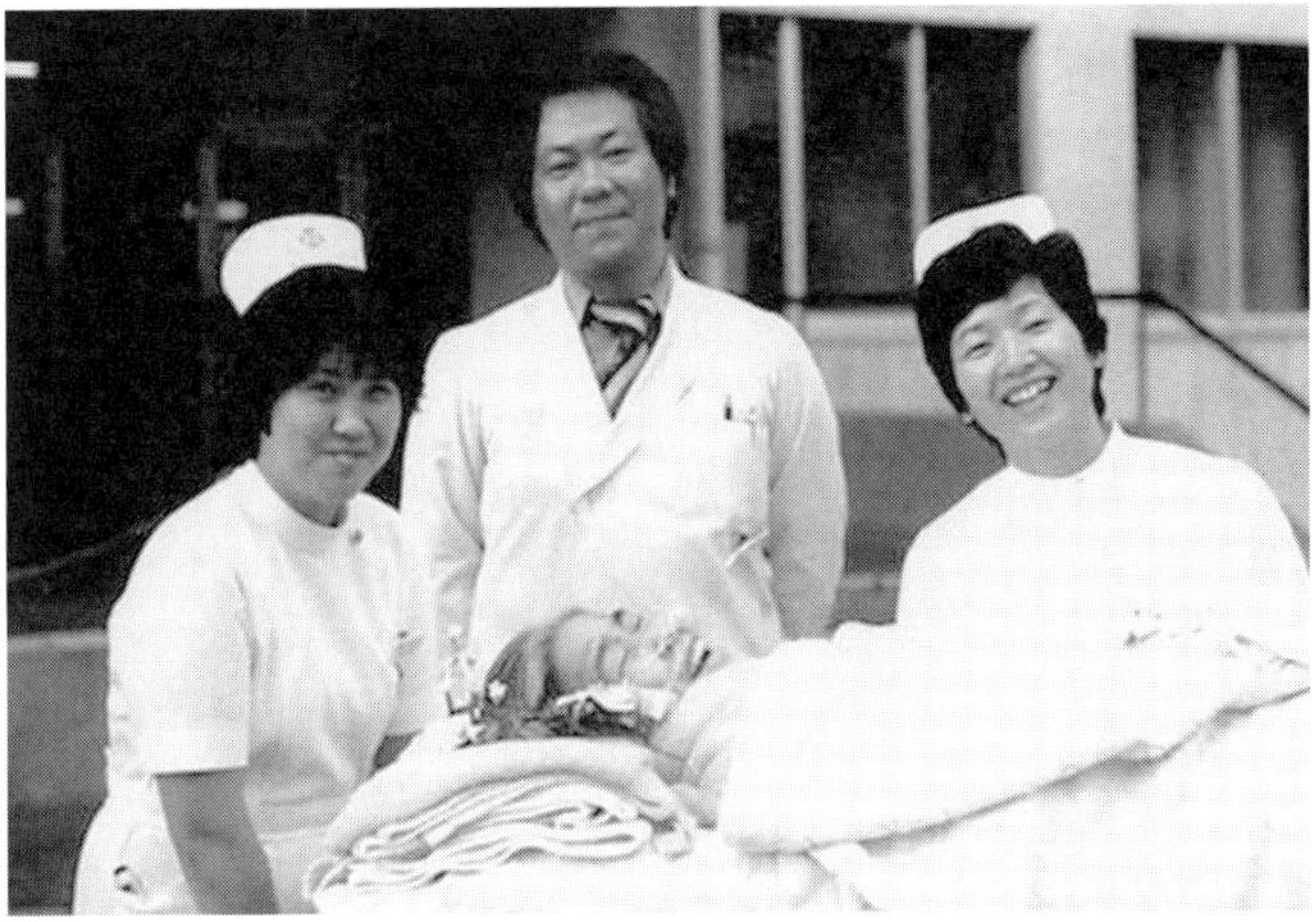

Kさんと。
あれから40年が過ぎようとしている。
いまも答えを探して……。右端が当時の筆者

まばたきでうなずく。

「このように苦しい状況で、死について考えたこともあると思うけれど、いまのこの状況をどのように思いますか？」

「フコウ」

「そう、それでは生きている意味はないかしら？」

「オモワナイ」

「どうしてそう思えるのかしら？」

「ミンナヨクシテクレル」

「もし、いまの状態が数年続くとしたらどう思いますか？」

しばらく間があった。

「ツラクテモ　イキテイタイ」

Kさんの目に涙がにじんでいた。

「Kさん、すごい！」

「支えになっているものは何かしら？」

「マゴ」

インタビューの3日後、Kさんが俳句を詠んだ。

孫むすめ　嫁に行くまで　がんばるよ
歩けたら　行ってみたい　千曲川

翌年の8月16日、Kさんは念願だったわが家へ、つかの間の外出を実現した。同行したのは、「Kさんに呼吸器をつけて、自分は本当によいことをしたのか、罪悪感に苛まされた」と言っていたT医師と、「キュウインヘタ」と言われて泣いたOナースと、休日を返上して付き添ったNナースであった。車が渋滞しないお盆の時期を選んで、自宅での滞在時間はわずか2時間の外出だった。

Kさんはわが家に着くと、「庭を見たい」と言って担架にのったまま草花を確かめるように見て回った。それから自宅に入ると「畳にさわりたい」と言い、NナースがKさんの手を担架からおろし畳に触れさせた。

9月21日　家に着き　うれし楽し　盆の夢
10月1日　山栗を　拾いしころは　お下げ髪
12月　冬休み　数える子供　いじらしい
　　4度きし　ベッドの正月　窓白む

Kさんは家に帰りたいという念願を果たして、年を越して1月15日、永眠した。

私は、看護についてもっと学びたいと通信制の大学に入学したのだが、卒業論文は「看護と教育の共通性と相違点」というテーマで、Kさんの事例を取り上げ書いた。Kさんとの関係をふり返り、とらえ直すことで多くの学びを得た。こうして、Kさんは私の看護の原点となった。そして、それは「看護の登竜門」から「人間の生と死について思索する卒業試験」へと変わっている。

Kさんが亡くなって40年近くなる。現在、日本におけるALS患者数は約一万人、毎年千人から二千人が新たに診断されている。ALSの治療薬は長い間1種類の飲み薬であったが、2015(平成27)年、20年ぶりに新しい注射薬が承認され、また医療機器の開発など大きく進歩した。しかし、根治治療はいまだにない。

また、患者・家族への心理的・社会的支援、教育や対症療法などについても前進しているものの、今後増加する終末期ケアに向けて取り組むべき課題も山積している。

小児病棟の子どもたち ——作文から見えてきたこと

小児外科病棟へ異動

Kさんが亡くなったことで、私のなかでひとつの区切りのようなものができた。Kさんが満足してくれる看護を内科病棟のスタッフとともに、「これでもだめか」「これならどうか」と考えては実施し、Kさんの反応を確認してまた行なうということをくり返してきた。そしてKさんは、「つらくても生きていたい」という忘れられない言葉を残して亡くなった。Kさんの死は残念だったが、私たちの心のなかには確かな看護の手ごたえが残った。

Kさんが亡くなったその年（1981年）の3月、私は人事異動により内科病棟の師長から小児外科病棟の師長となった。成人から小児へ、しかも外科系の小児を看護するのである。正直いって心細かった。

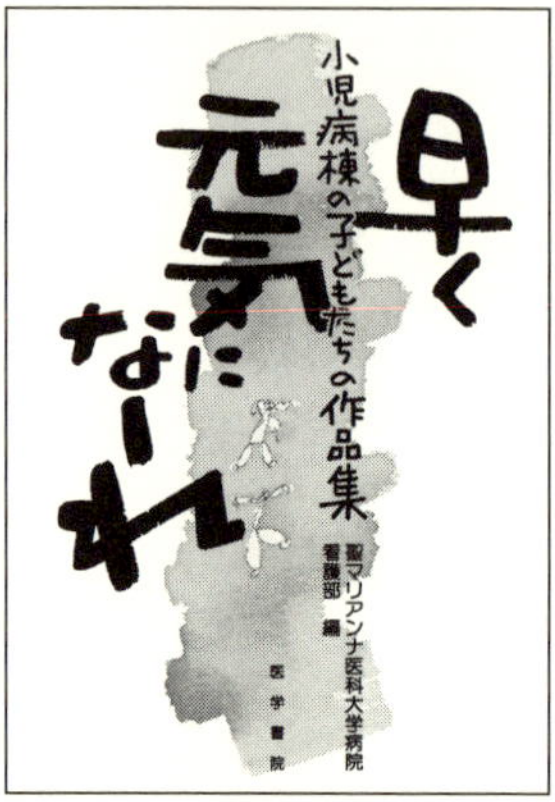

『早く元気になーれ　小児病棟の子どもたちの作品集』
聖マリアンナ医科大学病院看護部編　医学書院、2006

「子どもの心をわかって看護したい」、そんな思いから私が初めに手がけたことは、「子どもたちに作文を書いてもらうこと」だった。私は病棟保育士に「子どもたちに、退院が近くなったら、入院したことや手術したこと何でもいいから書いてもらいたい。頼んでもらえないかしら」と相談した。子どもたちは「いやだ！」と断るかもしれないという私の心配をよそに、彼らはまるで詩人のように自然な言葉で、さまざまなことを書いてくれた。

このときの作品が後年、『早く元気になーれ』という一冊の本となって医学書院から発行された。

■ちえちゃんとまきえちゃん■

ちえちゃんとまきえちゃんは、姉妹のように仲がよかった。ちえちゃんは頸椎の病気のため、めまいの症状があって入院していた。同じ頃、骨肉腫の治療のためにまきえちゃんが入院していた。ふたりは同室となり、意気投合し何をするのも一緒だった。退院してからも手紙のやり取りをしていたのだということを、私は再入院してきたちえちゃんの作文から知った。

「私は2月23日に入院しました。私は聖マリアンナに入院するのは4回目です。いままでに入院したときずーっと一緒に入院していたまきえちゃんという私と同じ学年の子がいました。私が入院したときは必ずまきえちゃんが入院していたのです。まきえちゃんは足が悪くて、足にはギプスをはめていました。まきえちゃんとはすごーく仲がよくて、よくかんごふさんたちから『姉妹みたいだね』といわれていました。

まきえちゃんとは一緒にお風呂に入ったり、夜中にトイレに行ったり、ひとつのベッドで一緒に寝たりして、いつも朝から寝るときまでずーっと一緒にいました。退院しても電話したり、手紙を出したりもらったり、ずーっと仲よくしていました。

それがある日突然、手紙を出しても返事はないし、年賀状を出しても年賀状の返事はないし、どうしたのかなあと思っていて、とうとう3学期が始まったある日に、私あてに聞いたことのない名前で手紙が送られてきました。

誰だろうと思いながら手紙を見ました。そしたら手紙に心臓が止まるようなことが書いてありました。私はいっしゅん高いところから誰かに突き落とされたような気がしました。まきえちゃんが天国へいってしまったのです。

私はそのところを読んだとき、涙が出てとまらなくなりました。自分でも涙がなくなるかと思うくらい泣きました。こんど、入院したときは、もうまきえちゃんはいません。なんかつまらないっていうか、さみしいっていうか、何だかよくわかりません。

でも入院していろいろ友だちができました。まゆみちゃんとさちこちゃんとか、同じ名前のちえちゃんとか、いろいろな人に会えてよかったです。

あっ、あと保母さんやかんごふさんにいろいろお世話になりました」

まきえちゃんは、入退院をくり返していたが、がんが肺に転移し、呼吸困難になり酸素テントを使用していた。そしてある日、呼吸が止まった。

かなり重症になっていて家族が付き添っていたが、まだ大丈夫だと思っていた。母親が「親戚の者が代わりに付き添うので、私は少しだけ自宅に帰って用事をすませてきてもいいでしょうか?」と聞いてきた。多少気になったが、それまでの容態から急変するとは思わなかった。「わかりました」と私は返事をした。

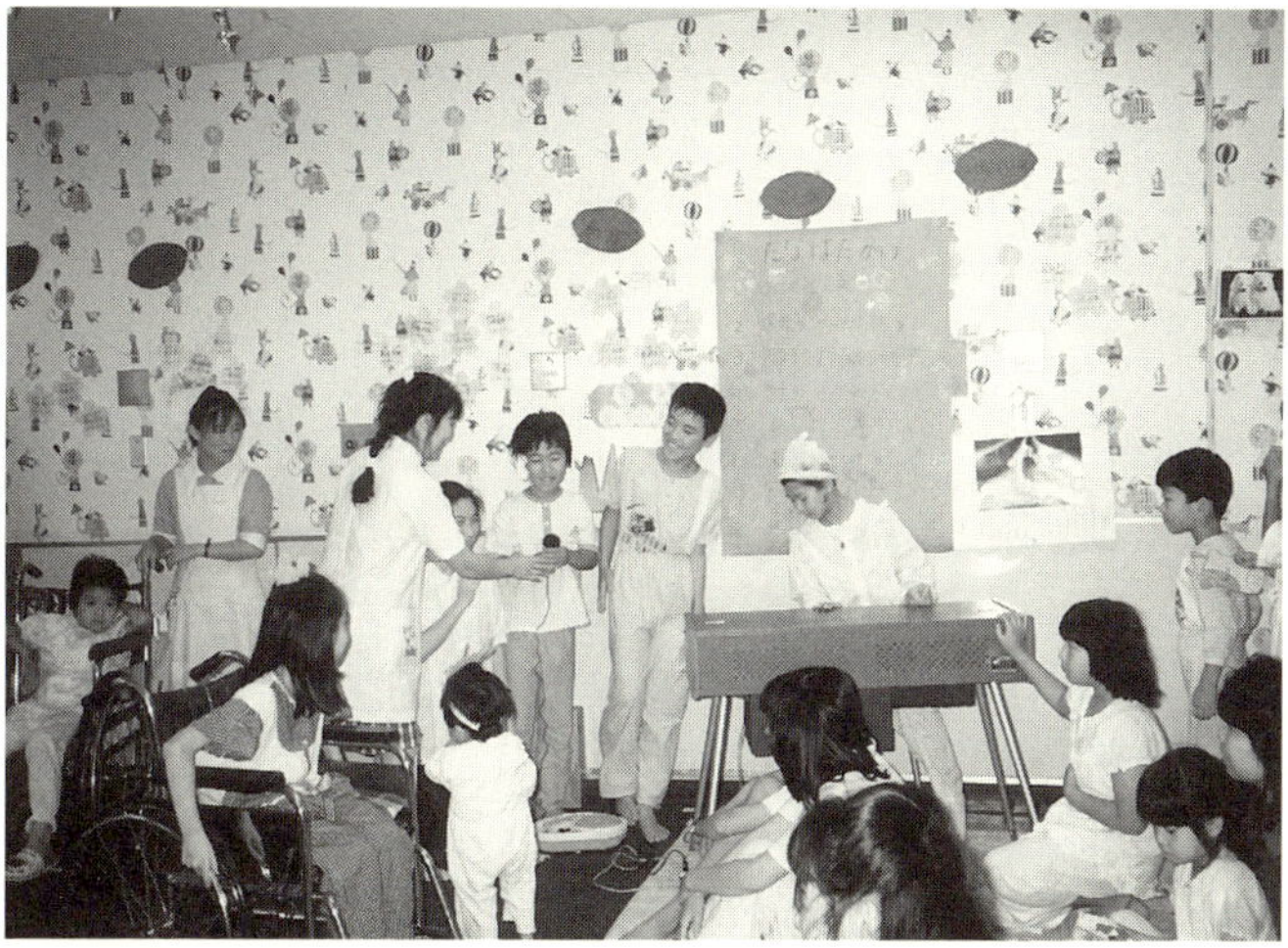

1981年頃の小児病棟。
たなばた会を楽しむ入院中の子どもたち

その日の午後、まきえちゃんの容態が急変した。自宅に連絡をとり、家族に「すぐ病院に来てください」と伝えた。到着した父親と母親は意識をなくしたまきえちゃんに会うことになった。

母親は「神様、お願い！　まきえの目をもう一度だけ開かせて！　お願い！」「私は何でもするから、もう一度だけお願い！」「一度でいいから、神様！」と、最後には怒鳴るような声で何度も訴えた。

ベテランのSナースは廊下に出ては涙を拭いて、また病室に戻ってまきえちゃんのそばに付き添った。ナースはみんな、「まきえちゃんの最期をしっかり看取らなくては、泣いてなんかいられない……」という思いだった。

父親は、母親を抱きながらにこう言った。

「いままでまきえの好きなこと全部やってきたじゃないか、好きなものを食べさせて好きなところへ連れていって、何でもやってきたじゃないか、もう十分やったんだ！」

自宅へ帰る車のなかで、まきえちゃんはお母さんの用意したスカートをはいて、まるでそのまま学校にでも出かけていくかのように、少しだけほほえんでいるように見えた。

「まきえちゃん、笑っているみたいですね」

私はお母さんに声をかけた。みんな、少しだけ安心した。長い間、酸素テントのなかで耐えてきたまきえちゃんがようやく楽になったと思った。お父さんの運転する車で、お母さんに抱かれてまきえちゃんは家に帰っていった。

■宅急便は嫌いだ！　やっちゃんの叫び■

「うえむらさん　たけいさん　はたけやまさん　ようがいさん　やまなかせんせい　まつしたせんせい　しげまつせんせい　しまざきせんせい　ふちょうさん　にしかわさんたけのうちさん　かのやさん　よしださん　もっとおぼえたかったけど　おぼえなくってごめんね　みんな　ありがとう　げんきでね」

5歳のやっちゃんは、宅急便の車にひかれて足を骨折して入院してきたのだった。動けないベッドの上で、訪れるナースや医師たちを5歳の目で見て記憶して、それを退院のときの作文に書いたのだった。

足は使えないが、動き盛りのやっちゃんは床に消しゴムを落としたと言っては、何度もナースコールを押した。そのうち、誰かに来てほしくて、わざと消しゴムを落としていたことがわかり、看護師によく怒られていた。そのたびに「だって、落ちたんだもん……」と言っていたのを思い出す。

■高校生になったY君■

ぞうさん

ＮＩＣＵから移ってきたY君は、腸管壁の神経節細胞がないために腸の蠕動運動が起きない先天性の病気、ヒルシュスプルング病だった。ＩＶＨ挿入の入院生活を送り、手術を何回も受けている。出生直後から入院生活のY君は、母親を認識するまでに時間を要した。母親の面会時に、Y君はナースに抱っこをせがみ母親のもとになかなかいかなかった。母親が面会に来ているときは、母子ふたりの時間をしっかり確保するための方法をカンファレンスで話し合った。３か月ほどかかったが、次第に母子関係が確立し、母親の面会時にY君がナースを探すようなことはなくなった。

「何歳まで生きることができるだろか……」

1歳で受けた手術のあとに、主治医がこうつぶやくのを聞いた。

Y君は2歳のときに、どこからうつったのか水疱瘡にかかってしまった。

「手術がうまくいっても、こういう病気でだめになるときがあるんだよな」

またもや主治医はつぶやいた。Y君の水痘は治るまで2か月かかった。ベッドのなかでつらいのはかゆみだった。皮膚をこすらないように抑制筒（肘関節が曲がらないように厚紙をロール状にした筒)を腕に巻いてなんとかしのいでいたが、かゆくてしかたがない様子にナースたちは医師に訴えた。

「先生、もう少しかゆみをなんとかしてください。Y君にこれ以上がまんさせるのは無理です!」

Mナースが準夜勤務のとき、Y君のいるリカバリルーム(回復室)を訪問した。Mナースの顔を見ると、Y君は突然〝ぞうさん〟の歌を歌い出した。

「ぞーさん、ぞーさん、おはながながいのね、そーよ、かーさんもながいのよ」

「さいた さいた チューリップのはなが ならんだ ならんだ あかしろきいろ」

覚えたての〝ぞうさん〟を、そして〝チューリップ〟を、訪れたMナースに聞かせようと歌うのだった。

「体中が水痘のかさぶただらけでかゆくてしかたがないY君が、一生懸命〝ぞうさん〟を歌って聞かせてくれたんです。『Y君、もういいから……』と言ったんですけど、ずーっと歌ってくれたんです」

翌日、朝の申し送りで、Mナースは涙ぐみながら話した。

暑さが続く8月のある日、子どもたちの花火大会があった。しかし、楽しみにしていたY君は体調が悪く、病院のグラウンドで行なわれる恒例の行事である花火大会には出られなかった。

Y君の残念さを思い、「線香花火を1本だけ、お願いします」というナースたちの願いに、私は病棟の規則を破ってOKを出してしまった。「最後の花火になるかもしれない」、そんな思いがあったからだ。

Y君はずっとリカバリルームが病室だった。そのときはほかに入院児がいなかったので、バケツにいっぱいの水を入れて、リカバリルームのベッドの前で1本だけ線香花火に火をつけた。薄暗くしたリカバリルームでY君はかゆみも忘れて喜んでくれた。

主治医は、その後もまた「手術をなんとか乗り越えても、この病気はこういうときが危ないんだ」と言っていたが、主治医の予想に反して、Y君は水疱瘡を乗り切った。

ディズニーランドに行ったよ

6歳のときに、Y君はナースの付き添いで家族と初めてのディズニーランドに出かけた。そのときの作文がある。

「でずにーらんどいったけど　みにーちゃんとしゃしんをとれなかったのでさみしかった。きしゃにのれなかったのがざんねんでした。どなるどとみっきーまうすとぷーさんといっぱいしゃしんとりました」(当日、ディズニーランドの汽車が故障し、乗れなかったのだった)。

病棟から小学校に通う

生まれてからずっと入院していたY君は、病院から近くの小学校へ通った。Y君が小学校に行くことができるなんて、誰も予想しなかった。病棟からの通学は、初めてのことだった。お母さんが付き添うことで学校側もY君を受け入れ、念願の学校生活を送ることができたのだった。

しかし、入学までの準備が大変だった。受け持ちナースは地域の神奈川県立子ども病院へ相談に出かけ、通学や在宅生活が可能になる具体的な方法を学んだ。IVHのバッグを母親手製のリュックに詰め、学校の先生とナースとの話し合いを何度も重ねた。学校としても、24時間点滴が必要な子どもの受け入れは前例がなかったからだ。

「ぼくは6年かん入いんしてやっと小学校にはいれました。
6年いろいろなことがありました。いろいろなことをのりこえてきました。
1年生になれてとてもうれしかったです。
ともだちをいっぱいつくりたいとおもいます。

おどりやうたをはやくおぼえたいとおもいます。
はしもとなおこ先生はとってもやさしいです。
きゅうしょくがたのしみです」

Y君は、1989(平成元)年に退院した。7歳になっていた。

高校生になったY君

それから9年たった4月、1通の手紙が病棟に届いた。差出人はY君の両親だった。このとき私は病院を退職して教員になっていたのだが、もとの同僚たちが大きくなったY君が写っているテレホンカードを見せてくれた。手紙には次のような文があった。

「皆様　元気でお過ごしのことと存じます。
おかげさまでYも無事高校へ進学できました。
小学校へ入学したときは小さかったのに、こんなに大きくなりました。

小学校

1年	107.1 cm	17.0 kg
2	113.0	22.6
3	116.8	25.0
4	119.2	24.0
5	123.0	24.6
6	126.0	30.8

中学校

1	133.6	32.5
2	137.5	33.3
3	144.5	40.1

高校

1	154.5	53.0

皆様のお力によりここまで成長できました。大変感謝しております。これからもいろいろなことがあると思いますが、よろしくお願いいたします。

1998年4月

父母　Y」

■30年後の再会、子どもと私たちのキャリーオーバー■

罪ほろぼし?

Y君とは後日談がある。2015(平成27)年、久しぶりに聖マリアンナ医科大学病院小児外科病棟の同窓会があった。やめてから何年もたっている医師や看護師たちが多く集まった。中心人物の小児外科医師が、周りのにぎやかな声にかき消されそうななかで話しているのが聞こえた。「俺たちは、子どもたちの命を救ってきたけれど、そのぶん、障害児をつくることになってしまった。定年退職後は、罪ほろぼしにそういうところで働かなければならないと思っている」と。その言葉は半分冗談めかしてはいたが、しかし「本当にいいことだったのか……」と自問自答をくり返し、ときに後悔していたことが感じられた。

その後、2017年に小児外科開設20周年の記念式があり、懐かしい人たちとの再会があった。「罪ほろぼしに」と話していた医師は、定年退官後、その言葉通り障害児施設の担当医師となり、70歳を過ぎたいまも通っている。

そして同窓会の前後にこんなことがあった。私が定年後、聖マリアンナ医科大学総合教育センターにいたときのことである。出張で留守をしていた私を何度も訪ねてきた職員がいたということを聞いた。背が小さく、かなりの痩せ型であり、見るからにどこかに病気があるのかなと思わせる体型であったという。名前を聞いて、小さいころ食道の疾患で手術を受けて入院していた患児を思い出した。その彼が長じて職員として聖マリアンナに勤めていることは風の便りで知っていた。しかし、いったい私に何の用があり、何度も訪ねてきているのだろう。思い当たることはなかった。彼がいまの私のことを知ることはないと思っていた。

彼に会ってその謎はすぐ解けた。当時彼と同じころ長期入院していたY君のことを話したかったのだ。Y君は病院から小学校に通った当時の「病棟の伝説の児」だった。彼らが入院していた頃から30年近く過ぎているのだから、当然彼らは30歳を超えている。Y君は生涯はずせない中心静脈栄養のためにカテーテルをつけており、その感染により、何度も入退院をくり返していた。そのたびに入院病棟が異なり、わかってもらえないY君の焦りと苛立ちがエスカレートしていることは、どこからか私にも聞こえてきてはいた。

彼が話す内容は、闘病仲間のY君の現状(いらいらした状況)を少しでも何とかできないものかということだった。長生きができるようになった彼らが味わう、それは治療でよくなった状況と裏はらの現代医療の課題を突いた内容だった。いま、小児看護で課題になっている「キャリーオーバー」(小児医療の進歩によって救命され、成人期へ移行すること)、彼はこの言葉は知る由もないが、まさにそれだった。私のところに訪ねてきた彼は、自分のことではなく、Y君の悩みが解決できないものかと話しにきたのだった。ひとしきり話して帰って行った。

何度も入退院をくり返していたY君は、自分の病気については熟知していた。発症するたびに異なる病棟に入院し、医師や看護師にわかってもらえないもどかしさからいらいらしている様子は想像がついた。あるとき「検査結果はまだでてないと医師は言っているけど、この熱は、カテ熱だよ」と言っていたことを思い出した。どうしたらいいのだろう。私は定年後の仮の職場で、以前の私でもなく当然彼の要求に動けるような立場ではなかった。

いま、私たちにできることを精一杯

私は迷ったが、メールで当時の小児外科病棟の中心人物だった、あの「罪滅ぼしを」と言った医師に彼の主張を届けた。「俺たちはもう退役軍人だ。いまできることは現役の若者たちに任すしかない」。メールの返信は、予想通りのコメントだった。ちょうどその頃、当時小児外科病棟でともに働いたナース仲間と会った。その話を伝えると「え！ それでやらないいんですか？」と返され、私のほうが「え!?」だった。よけいなことかもしれない。でも知った以上、いまの私ができることをできるだけやるだけだと覚悟ができた。

翌日、医師に再度メールをした。「定年も過ぎて何言っているのか。私もそう思いました。でも退役軍人でも、患者の不利益にならないようにするという、あのときの病棟で働いたみんなのスピリッツは、定年後の私に何がいまできるのか、ということです。この精神は、あのとき先生から病棟のみんなが学んだＤＮＡです！」

すぐに返信がきた。動き出した。やっぱりあのときのままの行動だった。

1週間後、副院長をしている小児外科の医師にアポイントをとって会いに行った。いやな顔されても言うだけ言ってこよう。昔話もでて、1時間をゆうに過ぎてやっと本題に入った。「元小児外科に入院していた患者が内科病棟に入院したら、俺たちは必要なときは出かけているよ。でも成人過ぎて、元小児外科で俺たち診ていたからって、やっぱり限度はあるからなあ」とむずかしそうな顔をした。これ以上のことは無理かな、と感じた。後日、私は小児外科病棟の師長に会いに行った。「私が言うことではないのは重々承知しているのだけど」と言い訳しながら事情を話し、「Y君が他の病棟に入院したら看－看連携はとってね」とおせっかいと自覚しながら、最後の頼みの綱として頼んできた。

もう30年も前の病棟の出来事が、いまにこのようにつながってきていることに我ながら驚いた。なんともいいようのない人生の不思議な〝縁〟なのか。それにしても入院していたとき同室だった男子が長じて、自分のことではなくY君の状況を少しでも何とかしたいと、私のところまで訪ねてきたその行動に、「人間って、病気って何なのか」と考えさせられた。「命を助けて、障害児をつくってしまった」という医師の後悔に、「先生、そんなことないですよ」と、いつか絶対に伝えたいと思った。

しかしキャリーオーバーは、現代小児医療の光と影、簡単には解けない悩ましい課題である。

学生の実習指導を通して
――現場こそ教師

看護教員としてのスタート

1995(平成7)年4月、私はそれまで20年間働いた聖マリアンナ医科大学病院を退職して、看護短期大学の教員となった。川崎市に初めて設立された看護短期大学であり、集まった教員は、私以外は看護専門学校や大学の教員、継続教育を担当していた人たちだった。「看護は実践の科学」と思ってやってきた臨床一筋の私は、いままでと異なった職場に戸惑いながらも新たな職場で講義の準備をした。

教員経験の長い人たちに対して、新米教員の私が学生に強みとして打ちだせるもの、それは講義をする際に多くの事例をもっているということだった。前述したALSのKさんの事例や小児病棟で体験したことをもとに講義案を練った。

いまどきの学生は、つまらない講義のときにがまんすることはしない。机に顔を伏せて寝てしまうのだ。顔をあげて講義を聞くときとの落差が大きすぎる。理由はすぐわかった。一般論では眠ってしまう学生も、生のリアルな状況を交えた講義には真剣なまなざしを向けるのだ。「そうだ、やっぱり現場のリアルな事例を伝えること」と意を強くしたのだった。

しかし、時間が経過していくなかで疑問が生じ膨らんできた。ほかの教員たちから自分は何か一歩遅れる。この感じはいったい何なのだろう。自分では説明できないものだった。

一方で、学生に実習指導するなかで新たに学んだことも多くあった。

■患者の「ベッドの上で最後の仕事」■

実習指導では、それまで学生を迎える側から現場に学生をお願いする側へと立場が変わった。

ある学生が、がん末期のAさんを受け持つことになった。Aさんはかなり重症な状態にあったので、3年生とはいえ学生が受け持つことの諾否を病棟の師長が確認したところ、Aさんから同意を得られたのだった。学生は一生懸命、腹水による苦痛が少しでも楽になるように、体位や清潔に配慮してケアをしていた。

ある日、いつも穏やかに学生と話をし、何かとアドバイスをしていたAさんが、食事の介助の仕方について、いつになく厳しく注意した。

「そんなことでは食べにくい、もっと相手の様子を見なくてはダメだ！」

学生は、徐々に進行する病状に不安を抱くAさんの妻へのケアと、Aさんの苦痛を軽減するために何ができるのだろうかと悩んでいたが、厳しいAさんの言葉にさらに悩むことになった。その後、学生は援助の不足を反省しながら実習は終了した。

次の実習が開始になった日、私は師長に学生がお世話になったことのお礼を伝えようと病棟へ出向いた。ところが、師長は「あの患者さん、今朝亡くなったんですよ。いま、出棺したところです」と、残念そうに言った。驚く私に師長は「肝臓がんのターミナル期にあったので、学生の受け持ちになることは承諾されないと思ったんですよ。でもAさんは、『私が学生を仕込みましょう』と言われたんです」と話してくれた。

私は、学生から「Aさんは、公衆トイレに赤外線センサーを取りつけ水を流す方法を考えた人なんですって。そのほかにもいっぱい特許をとってすごい人なんです！」と聞いたことを思い出した。Aさんの「私が仕込みましょう」という言葉の奥にある意味がわかったような気がした。Aさんは、ベッドの上で自分ができる最後の仕事を請け負ったのだ。やがてナースになるこの学生が、患者のニーズに応じた看護ができるように。だからあのとき厳しく学生を叱ったのだ。「患者の状況をしっかり見るんだよ！」と。

その後、学生は大学へ編入し念願の助産師になった。大学を卒業して病院で働いていると風の便りで聞いた。きっとAさんの教えを守って、患者のニーズに沿ったケアにこだわり続けていることだろう。

■キュウイン　ジョウズニナッタネ■

実習病院のある病棟に、ALSのNさんが入院していた。私は看護へのこだわりを、そしてやりがいを感じさせてくれた同じALSだったKさんを思い出した。Nさんもまた、「学生の実習の受け持ち患者」になることを承諾してくれた。2週間の短い実習で、学生は「自分の身体を自由に動かすことができない」Nさんから、人間の身体と精神の力、セルフケア能力などについて学んだ。

学生は1週間目は、ナースに付き添ってもらいながら震える手で吸引をさせてもらった。2週間目になって震えが少なくなったとはいえ、決して上手とはいえない吸引である。

実習終了日、学生はNさんに2週間のお礼を伝えた。するとNさんが何か言いたそうな表情をした。学生が一語一語顔を近づけて聞き取ると、Nさんは「キュウイン　ジョウズニ　ナッタネ」とまばたきで学生に伝えた。2週間の短期間で上達するはずもない。それは「はじめの頃より、上手になったね」というNさんから学生に向けたメッセージであった。

Nさんは、学生にとってナースよりも、教員よりも確かな教師であった。

その後、Nさんには6回も学生の実習につきあってもらった。在宅に向けて家族と相談していると病棟ナースから聞くようになってしばらくして、Nさんは退院したことを知った。ずいぶんたってから、家で亡くなったと聞いた。

■ Iさんとの出会い ■

私は、最終学年になった学生のうち、自ら自己の課題を選択して研究する「課題別看護論」のなかの〝難病を有する患者のセルフケア〟を課題に選んだ学生たちを受け持つことになった。学生は5人。「セルフケアの始まり」「セルフケア理論」を講義し、各自の学習目的を確認していった。私は看護教育において理論学習が主流になるなかで、ぜひとも取り入れたい方法論があった。セルフケアに障害がある患者との直接の交流である。

日本ALS協会の資料を読んで、短大の近くに協会の県の支部の事務局があることを知った。電話をかけて、学生の課題へ協力してもらえるかどうか尋ねた。すると、「たぶん大丈夫でしょう。支部長なら引き受けてくれるのではないか」という事務局担当者の返事だった。支部長であるIさんの承諾を得ることができ、それからは日程、場所などがとんとんと決まった。

学生とIさんとの面接日は暑い夏の日だった。汗をぬぐいながら学生とともに目的地を探して、横浜のある面接会場にたどり着いた。それからすぐIさんが到着した。Iさんは、奥さんが運転する車でリクライニングの車椅子に乗って現れた。学生たちは緊張の面持ちでIさんを迎えた。

30代の若さのIさんは、20代後半でALSになった。このころ、Iさんは気管切開をしていたが人工呼吸器は装着していなかった。そして、学生たちのおそるおそるだす質問にていねいに答えてくれた。そのなかで「どんなになっても自分は自宅で過ごしたい。入院生活は必要最低限にしたい！」と、はっきり宣言した。学生たちに強烈な印象を残して、Iさんは奥さんと車のなかに消えた。

その後もIさんは、学生たちに奥さん代筆による手紙を送ってくれた。「難病であっても、ごく普通の暮らし、生活ができるはず。サッカー観戦に行くのが目下の楽しみ」。そんなIさんの姿に、学生たちはそれまで考えていた「セルフケアとは、自力でできない部分を補うこと」だけではない、意味の深さを感じはじめていた。

Ｉさんは、翌年、悩みぬいた末、人工呼吸器を装着したという。Ｉさんはその後もＡＬＳ協会の神奈川県支部長として年2回の総会と、患者・家族への支援を続けていた。

理論と実践、統合の場としての現場

私は短大で学生との「ゼミ」に取り入れた方法論（のちに述べる看護現場学のはしり）の確かさをつかみながらも「何か違う」と、教員としての自分自身への違和感が大きくなっていた。

臨床から看護教員になった私が一番感じたことは、「いままで長い間看護を実践してきたのに、どうしてほかの教員のように看護とは何かについて、学生にうまく伝えられないのだろう」ということだった。看護の実践が少なくても、理路整然と系統的に話す教員たちに、悶々としながら感じていた矛盾やむなしさをどう説明したらよいのかわからなかった。しかし、どれだけ実践してきても、ほかの人に納得のいくように説明できないのでは、臨床の実践は意味をもたないこともわかり始めていた。

そんなとき、私はある言葉に出合った。「理論なき実践は盲目であり、実践なき理論は空虚である」という社会心理学者クルト・レヴィンの言葉であった。

「理論なき実践は盲目であり、実践なき理論は空虚である」―― 早坂泰次郎が『人間関係学序説』[(1)]でレヴィンの言葉として紹介しているこの言葉は、それまで実践していなくても理論的に推し進めてくる教員たちを、それは違うのではないかと心のなかで非難していた私を打ちのめした。相手に向けた非難の矢は自分自身に戻ってきたのだ。

「そうか、実践一筋の私には理論がなかった。考えることなく夢中になって実践していただけだったのだ」

このレヴィンの言葉はその後、教員を辞めてからもずっと私につきまとうことになった。臨床でこれもあれも患者に実践してきたという私の独りよがりの思いだけでは、決して看護をほかの人に伝えることはできない。何をめざして、どんな方法で実践するのかという系統だった思考の不足を、私は3年間の教員時代にいやというほど味わうことになったのだった。

この思いを整理しなければと、短期大学の一期生が卒業する1998(平成10)年3月、私は教員を辞した。

●引用・参考文献

(1)早坂泰次郎:人間関係学序説―現象学的社会心理学の展開、川島書店、1991。

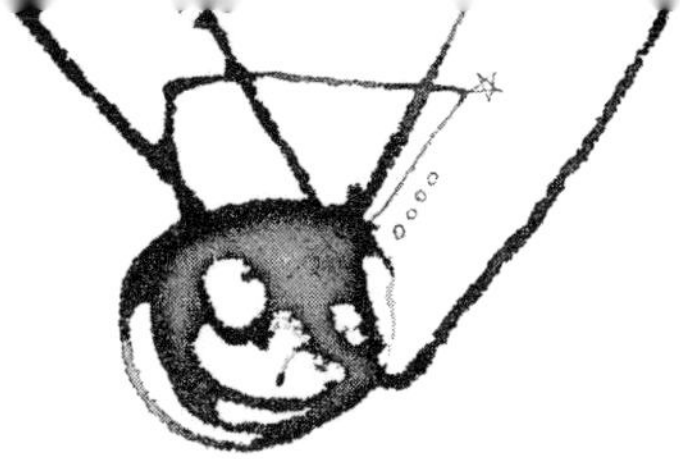

第2章

看護の証を社会に伝えよう

患者の力を引きだす看護師の取り組み

■病気はマイナスではない■

先に述べたように、聖マリアンナ医科大学病院を退職して看護短期大学の教員となった私が、3年で教員を辞めたのは、臨床現場で20年以上働いてきたのに、なぜ看護とは何かと語れないのかと悩んだことにある。そのジレンマに苦しんでいたときに、クルト・レヴィンの「理論なき実践は盲目、実践なき理論は空虚」[1]という言葉に出合って衝撃を受け、学び直さなければと、健和会臨床看護学研究所の門をたたいた。

健和会臨床看護学研究所は「現場に根ざした実践の科学」を有言実行しようと創設された研究所で、川島みどりが所長であった。そこで、「看護」を追求していく姿勢、やるべきことに向かうエネルギーとその注入の仕方を学んだ。それは「看護」を中心とした拡散の思考の臨床現場と収束的思考の研究的手法の、両者を統合したまさに実践と理論がひとつになった方法論であった。

多くのことを記憶しているが、なかでも強烈な一場面がある。さまざまな研究の形があったが、助成を受けて研究成果を報告書にまとめて提出することも多くあった。通常8割がたを私たち研究員が記述し、最後の仕上げを所長が行ない提出するというパターンだった。そのときも、その日の17時までに報告書を厚労省に提出することになっていた。報告書はすでに所長のもとに手渡されていた。15時頃になってざわついてきた。あと2時間で厚労省に提出しなければならないのに、所長はまだ悠然とキーボードをたたいている。朝、確認したのにと、心配する皆からの目配せを受けたひとりが声をかけた。「先生、提出時間までにあと2時間しかありません！」、すると間髪入れず「まだ2時間、あるじゃない！」。静まり返ってそれぞれの机に戻った。報告書はバイク便の若者によって無事届けられた。

思えば臨床看護学研究所は、私にとって動く現場の教室だった。そして私の「看護現場学」のきっかけとなった教室でもあった。

「人は誰でも人生のどこかある時点で何らかの『すばらしいチーム』の一員となった経験があると思う。どんなチームであれ、状況にせよ、そのときに存在した信頼、関係性、受容、協働がもたらす相乗作用、到達した成果を思い出せるだろう」「それは言い換えれば、すばらしいチームとは学習する組織、即ち人生で本当に望むものを生み出す能力を強化させようとする人の集まりに他ならない」、これはピーター・センゲの言葉である。[2]

このチームで多くの学びを得て、私は、また現場に戻った。クルト・レヴィンの「理論なき実践は盲目、実践なき理論は空虚」の言葉の意味を現場で問いながら、看護部長としてスタッフの成長を見守りたいと思ったのだ。

横浜市西部病院の2年間の看護部長職を経て、2001(平成13)年4月、看護短大の教員になるまで20年間過ごした古巣である聖マリアンナ医科大学病院へ、めぐりめぐって戻った。コラム(62・63ページ)は、そのときの部長就任の挨拶であるが、いまとなっては気恥ずかしい部分もあるが、私の決意を述べたものである。

私の夢、それは〝病気はマイナスではない〟ということをスタッフとともに患者を通して実現させることであった。病気や手術の経験などは、できたら味わないほうがよい、と多くの人は思うだろう。しかし、病気という経験を一度もせずに死んでいく人はおそらくそう多くはない。人生のなかで誰でも通る行事ともいえるものである。盆や正月の行事もその年の節目となる重要な儀式である。病気もまた、人生において重要な意味をもつのではないだろうか。

病気のとき、人はどのようにふるまい、どのような支援を受け、やがて病気を受け入れていくのか。私たちナースはこれまで人間の不思議な力を幾度も見てきた。医師が「3か月の命」と言った子どもが、3年近くも頑張って生きた確かな事実。「とても回復の見込みはない」と言われた人が奇跡のように退院したあの日。ナースは、人間のもつ力を実感した日を必ずもっている。患者であっても人間の本来もつパワーがあるからにほかならない。私はそれをセルフケアと言いたい。サポートしてくれる人がそばにいたら、人は秘めた力、セルフケア能力を発揮するのである。

これまでの長い経験を通して私のなかにはある確かな手応えがある。それは「現場こそ教師」、そして「患者から学ぶ」を大切にすることである。私は、仕事の現場から学ぶことによって進化・発展したナースたちの姿を何人も見てきた。

この現場で、ナースたちと看護に対するこだわりを追求するための試行錯誤は続いた。

■外来ナースのセルフケアへの取り組み■

私が聖マリアンナ医科大学病院の看護部長となって3年後の2004(平成16)年5月、第1回「マリアビタミン」がスタートした。マリアビタミンとは、聖マリアンナ医科大学病

看護師もしかりです。入院診療計画書に印を押すだけではなく、あらゆる場面で、当たり前のこととして納得のいく説明がいつでもできるようにしたいと思います。

もう一つ、地域の人々への健康面における支援を検討していきたいと思います。いますぐ可能なことは、「病気体験」「入院体験」をマイナスイメージからプラスイメージに転換できるようなかかわりができること、具体的には入院という機会を「好機」ととらえて、「健康によい生活習慣づくり」ができるようにはたらきかけることです。そして、きたるべき超高齢社会(2020年には4人に1人が65歳以上になる)に備えて、地域の人々とともに介護教室や院内ボランティア活動の推進なども考えていきたいと思っております。

これらのことを推進していくためには、患者満足とともに職員満足がなければ実現できないことです。医療に携わる意味を考え、生きがいをもって仕事ができる職場環境を創っていく努力をしたいと思います。

最後に、ケアの最終実行者である場合が多い看護師は、病院に働く専門職のなかで最もリスキーな職業といわれております。最後の砦の看護師が、質の高いケアの提供者であるか否か、それは単に看護師が種々のリスクを減じる、あるいは止めることができるかどうかだけでなく、病院の医療の質や経営をも左右する重要な問題です。この責任と病院における看護部の役割を常に考え、チーム医療のなかの最大集団である責任を果たしていきたいと思っております。

2001年5月　**陣田泰子**

聖マリアンナ医科大学病院看護部長に就任して

この医療変革の時代に、800名を超える看護職員の統括の任にあたることになり、その責任と役割の重要性に緊張の日々を過ごしております。

病院という組織のなかで看護部は、集団規模の大きさと24時間患者様の最も近くで仕事をするという特徴をもっています。この特徴を強みとして質の高い看護を提供し、病院組織に貢献することが私に課せられた責務であると考えております。

上記の責務を果たすためにはまず第一に、安全で安楽な看護技術の提供です。その実現のために看護師の資質向上をめざした現任教育の充実を図りたいと思います。入院であれ、通院であれ病いをもつ人に、できる限りその人の日常生活に支障がないように、日常生活行動を中心とした看護技術の提供が基本となると考えます。そして、さらに特定機能病院としての高度な看護技術を確実に提供できることが求められています。各部署の特徴をふまえ、そこで行なわれる看護の特徴をより明確にして、高い実践能力をもつ人材の育成に努めたいと思います。

当院には、現在5人の認定看護師が活躍しております。所定の教育を受け、がん性疼痛、救急看護、重症集中ケアと各認定領域における実践、指導、コンサルテーションと、所属部署を越えて専門的ケアにあたっております。今後さらに病院全体のために活躍、そして患者様の早期回復に向けて貢献できるよう環境整備をしていきたいと考えております。

次に、患者参画型看護の実践をめざしたいと思います。医療者がこれまで「説明責任」を怠ってきたことは弁解の余地がありません。

院のナースが外来通院中の患者に届けるちょっとお得なセルフケア情報のことで、外来の待ち時間にミニ講座のような形で提供しようと企画したのである。

当時、外来患者の待ち時間が長いことが問題になり、検討を重ねていた。この問題に対し、ナースにできることは何か。それには「予約方法の変更などによる待ち時間を少なくする方法」と「待っている時間を有効に活用する方法」のふたつがある。ナースにいますぐできることは後者である。

この企画は処方外来が廃止となって空いた部屋を使い、週2～3回でスタートした。まずネーミングを検討した。最初に外来ナースからあがったのは「健康教室」。これでは一般的すぎると却下した。もっとしゃれた名前はないかと何回も検討し、最終的に病院名の一部を入れて「マリアビタミン」に決定した。

記念すべき第1回のテーマは「高血圧」。小さな部屋には19人が集まった。「開催の趣旨」について、私が5分ほどあいさつしたあとスタート。緊張して話すナースに気を遣ってか、患者からの質問はなかった。そんな「マリアビタミン」が、日々の業務で忙しいなか、どこまでできるか心配だったが、約15年を経た現在(2018年)も続いている。

スタートした年の11月、病院のシンボルである外来正面玄関のマリア像の改修工事が行なわれた。マリア像を囲んでいた工事用のガラスが取り払われ、新装記念式典が予定された。すかさず「マリア像オープン記念のマリアビタミンをしよう!」と提案し、準備を進めた。それまで小さな部屋のなかで行なわれていた「マリアビタミン」が、初めて外来ホールの真ん中で、しかもオープン形式で行なわれたのだ。

テーマとして掲げたのは、「インフルエンザと風邪の違い」。そこでのナースのプレゼンテーションは、初回の緊張した姿とは異なる堂々としたものだった。

「マリアビタミン」が1周年を迎えたとき、その日の主役は外来師長推薦の患者Tさんだった。糖尿病発症のショックから立ち直り、自己コントロールの達人といわれるまでになったプロセスを「ナラティブ(語り)」してもらった。

Tさんは、糖尿病と診断されたことで将来を悲観し自暴自棄になっていた。そんなときに孫のひと言「おじいちゃんは死ぬの?」という言葉に、ハッとして目が覚めたという。これからは、人に隠れて打っていたインスリン注射をみんなの目の前でするようにした。そうすることにより、周囲が心配してくれるようになり、真剣に病気と向き合うようになったというのである。

Tさんは語りの最後に、「病気とうまくつきあうには、信頼できる医療者に相談できることが一番大切」と締めくくった。

「マリアビタミン」では、その後も、患者や家族の協力も得ていろいろな形態の教室を開

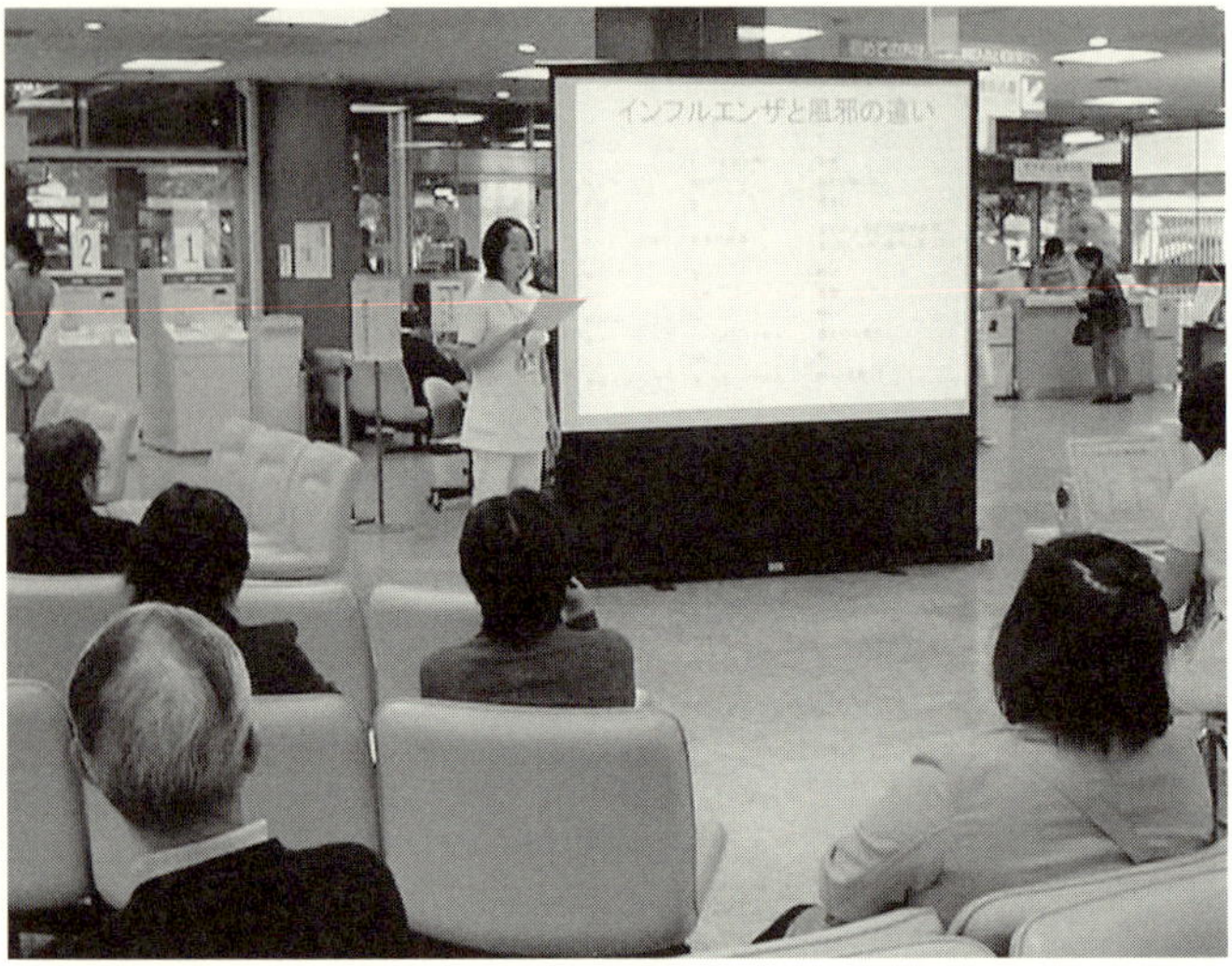

2004年11月。
マリアホールの真ん中で行われた
マリア像オープン記念の「マリアビタミン」

いた。腎臓病教室を開催したときには、患者の家族とともに調理実習も実施した。

■ 患者会へのサポート ■

聖マリアンナ医科大学病院には、「マリア・ビバーチェ」という患者会がある。この会は乳腺外科を退院した患者が中心となり、セルフヘルプ・グループとして発足した（2001年）。活動は①人的ネットワークづくり、②健康教育活動・情報交換、③退院後の不安の軽減、を目的としたものだった。「ビバーチェ」とは、イタリア語で「生き生きと」「活発・陽気」の意味である。あくまでも患者自身が行なっていく会であるが、そこにサポーターとしてナースが関わってきた。

ここに寄せられた意見は、「聞きたいことが気軽に聞けるところがあってもよいのではないかと思う」「治療を受けるための冊子はもらったが、もう少し日常生活のアドバイスやマニュアルがあるとよいと思う。食べ物、こんなときにはこうする、というような具体例がほしい」「母親学級的なものがあってもよいのではないか。母子手帳のように、その時期に合わせたアドバイス、注意事項がほしい」などであった。

これまでにアロマテラピー、ヨガのエクササイズ、グループディスカッションなど、また「おしゃべりタイム」もあった。「経験者からいろいろな話が聞けて有意義な時間でした。本日のようなおしゃべりも楽しかったです。もちろんヨガも！」「手術をして3年が過ぎ、つらい治療もよい思い出です。初めて参加しました」「同じ病気の方とお話できて情報もいただきました」と好評であった。

この患者会にはいろいろな形でナースが支援しているが、ヨガの講師はインストラクターの資格をもつ病棟の看護師長であった。彼女はこの関わりを通して、のちに乳がん看護の認定看護師となって現在も活躍している。ナースたちのもつ資源が、このようなかたちで活用され現在も継続されている。

看護管理の視点から

看護部長になって再認識した管理の視点

看護部長になって数年が過ぎたころから見えてきたことがある。

看護における管理とは、目的達成に向かうそのプロセス全体をマネジメントすることである。そして看護の目的は、ナイチンゲールの時代から変わらない「より良質な看護の提供」である。変わらない目的に、時代によってさまざまに異なる方法を用いていくのである。

医療が厳しい局面におかれている時代において、病院が「生き生きとした組織」になるために鍵を握る重要人物は看護のミドルマネジャーである。一方、トップマネジャーの最も重要な仕事は、この看護の目的を組織の隅々にまで行き渡らせるために、語り、行動することである。さらに、組織全体がゴールに向かうときのエネルギー管理人の役割を果たし、チームが長くて厳しい道のりを効果的にゴールに向かえるように、目的を中心に見据えて一歩一歩ともに進んでいくことが求められている。**表1**は動く現場における人材育成とその活用に焦点をあてて考えたものである。

「看護は実践の科学」のなかに潜む矛盾

「看護は実践の科学」であるとよくいわれる。看護実践は、机上の論理(一般論)を踏まえつつ、現場では目の前の患者ひとりひとりの異なる状況をとらえて(現象論・具体論)、いまできる最善の看護を専門職として(本質論)提供する。そう考えると、「看護は実践の科学」という言葉には矛盾があることに気づく。

実践とは、現場で発生するさまざまな出来事に対して行なう個別な行動である。科学は、その出来事の個別の違いを捨象して、共通性から普遍性を考えていくものである。科学が求めるものは

表1 看護人的資源管理論の全体像

1.	専門職として、仕事を通して学び、自ら成長していくことができる(経験を概念化する、価値・信念形成)
2.	経験のなかで培ってきた強みや得意分野をもって仕事を継続できる(ジェネラルのなかのスペシャルな領域をもつ)
3.	チームや組織の知の資源として互いに活用し合える(暗黙知〜形式知〜暗黙知への循環を促進)
4.	仕事への継続的なエネルギー管理(セルフとチーム、そして組織)

納得を得るだけでなく「正しさ」を求められる。そのために「法則」を見出し、仮説を検証するために「実験」を行ない、客観的に示していく必要がある。この一番客観的で万人に共通理解できるものが「数字」である。

医師が行なう診断は、診断基準に照らしてその違いを取り除き、合致する点を選択していく過程である(主として演繹的アプローチ)。各種検査の結果や臨床症状を診るのは、あくまでも正常か異常かの基準値に照らして判断し診断するための有効なデータであり、その過程である。

一方、看護実践は、さまざまな生活歴をもった患者のひとりひとりに対応すべく、科学(理論)を頭におき看護の原則論をふまえて、最終的には限られた資源のなかでより健康的な方向へ向かうために支援する。個別のニーズに対応する実践の過程であり、帰納的見方を主としたアプローチである。それはひとつひとつを見たときには必ずしも万人を納得させる「科学」ではなく、より「科学的」に行なう過程であるといえる。

医療現場で進行している「標準化」は、医療を取り巻く環境のなかで来るべくして来た流れではあるが、医師の行なう診断・治療はともかく、看護においては、どこかで「標準化」の流れとは相容れずジレンマに出合う。これは医師の個人的な見解の相違を超えた科学か非科学かの医学ではなく、医療における目的の違いではないかと考える。

「医学は、究極的に科学になりきれない」——この言葉は前述した矛盾を解く鍵となった。科学哲学者の村上陽一郎の言葉である。[3] 看護は「現場における」ものであることにこだわり続けている私にとって、自分のこだわりを明確に浮かび上がらせてくれたのである。

村上は、「もし医療が検査の結果だけでなく、人々の苦しみに付き合うところのものであるならば、医療は究極的に科学になりえない」とも言っている。医学が、科学的に証明できたものだけを取り扱うのだとしたら科学になりえる。しかし目の前の人は、検査結果だけではなく、痛みや苦しみをもっている人である。その思いも引き受ける、科学で割り切れないものまで引き受ける、その覚悟があるのかと、私には読めた。

「いま、目の前のこの人はそう感じている」という事実にあって、現象レベルからとらえる看護師と、検査結果に合致しないからと科学的に演繹的に判断する医師と、ときに両者はむしろ反対の対応をする。そして、この反対の対応こそ、21世紀の医療において看護職に求められているものではないだろうか。正—反—合、弁証法的なよりよいものへと向かっていくときの「もうひとつの力」としての看護である。

看護をどうとらえるかということは、看護管理の視点からも重要なことである。読者の反論を覚悟でいえば、私は「看護は科学である」ということを捨ててもよいのではないかと思っている。ここまで言うのは極論だとして、「看護は科学では解き明かすことのできない複雑な人間現象に対する実践という特徴をもった、自然科学とは異なる人間科学の範疇に入る」というものであれば、なんとか納得できる。

■動く現場で起きたこと――システムダウン■

現場は動的であり、また複雑である。

看護計画は紙に書き表した瞬間から止まる（過去の情報となる）。そして反対に、患者はその瞬間から変化する。これが医療現場である。まさに、動いて止まらない世界である（現場は動的）。

止まったもの（情報）と動いて留まらない人（患者）をつなぐのは、現場で働く人、つまり医師であり看護師である〝人〟である。未熟な看護師は、経験が不足しているのでその間を埋めることはできない。それは、動体視力（アセスメント）と動的対応力（これこそが看護実践能力）が求められるからである。これらはかなり高度な能力・技術である。だからこそ、私は、その技術・能力を高めたいと模索して「看護現場学（臨床学）」を考えた。これは看護のもつこの特徴をいかし発展させるものでなくてはならない。

動いている現場で、動くナースたちが表現する実践と理論の統合体としての知とはいかなるものか、次に紹介する聖マリアンナ医科大学病院での事例が示している。

あるとき、院内業務のコンピュータ化を進めている最中のこと、システムダウンが発生した。このときの看護師の行動について、組織論に照らして考えてみたい。

それは、2003(平成15)年9月4日、午前10時10分のことだった。10時30分から定例の師長会が予定されていた。緊急事態が発生した。外来が患者で混雑する午前中のシステムダウンだった。「30分以上システムダウンが続いた場合は大変なことになる。短時間で復旧すればいいが、患者さんへの影響はどこまであるか」といろいろな場面が想定され、今後の対応をいかにすべきか意思決定が迫られた。

副部長が様子を見に外来に出かけた。状況によっては師長会の開催に影響がでる。15分後、システム担当から「復旧した」との連絡が入った。これで予定通り師長会は開催できると思った。師長会を取りやめたことは、それまで一度もなかった。

「気分の悪い患者さんがでている」。安心したのはつかの間、続報が入った。外来に様子を見に行った副部長から「外来会計の周辺が長蛇の列です。応援が必要です」。この言葉で師長会を開催することは断念した。

師長会が行なわれると思って師長たちが会議室へ続々と集まってきた。状況を説明し、「まずは自分の部署のシステムダウンによる影響を確認し、その後、自部署と関連の外来へ応援に行ってください」とだけ指示した。

師長たちはそれぞれの部署へ戻った。部署の確認後、外来へ様子を見に行ったある師長は、思ったより外来は静かなので引きあげようとしたところ、会計周辺から長蛇の列が見えた。即座に「2列にお並びください」と声をかけたという。とたんに列が半分になり、患者の険しかった顔が少しだけ穏やかになったという。

内科外来に応援に行った師長は、「こんなときは、どう看護部に報告したらいいのですか」と外来看護師に聞かれた。「報告なんてあとでいいの。いまは目の前の患者さんが困らないようにすること」と答えたという。

「娘が朝、1日分の薬をいっぺんに服用してしまった」と、精神科を受診予定の患者の母親がふらふらして歩く娘を連れて途方に暮れていた。主任は内科のブースに案内し、点滴終了までの2時間近くをベッドサイドで付き添い、無事玄関まで見送った。

応援に出た師長・主任たちの行動は、このようにそれぞれ異なっていた。しかし、その行動を貫いていた信念(認識、価値)は、「患者さんが困らないように、いま私にできることをする」だった。システムダウンという緊急事態に、看護部スタッフ、師長を中心とした職員が共通の認識(価値)によって「患者さんのもとへ」「患者さんが困らないように」と行動した。

外来でその様子を見た私は各師長たちの、方法は異なっていてもその見事な行動に目を見張った。それは患者の困った状況に即座に対応できる、という看護師ならではの行動だった。

病院組織中の最大の集団、それは看護部である。人数が多いということは経営的に見ればイコール人件費である。しかし、その最大集団が質の高いケアを提供する人々であれば、人件費は費用ではなく、良質なケアを生産し、患者満足につながるための必要不可欠な投資となり、利益のもととなるものである。

この事件が落ち着いてから、医事課長が言った言葉である。

「今日は、俺たちだけではどうなっていたことか。ナースたちが応援に来てくれて、本当にありがたかった」

病院の緊急事態に、看護部も医事課も医師も、組織の共通の目的に向かった瞬間だった。そして有限な資源の統合、それは職種も職位も越えて結集できた瞬間だった。

「師長会を中止して、困っている患者さんのいる外来へ応援に行く」

生きものとしての組織が動いたのだ。

■専門職を生かす「アメーバ組織」■

看護経営管理とは、基本を「ライン&スタッフ」におきながら、アメーバ(必要に応じて臨機応変に自在に動く)をめざすことが大事である。指示と支援の組織のなかで、「資源を統合し、最適に調整すること」なのである。専門職として動いているひとりひとりが資源として、その資源を活用する場や必要なときがくれば、ラインを離れてどこにでも出かけていかなければ動いている現場で役割を果たすことができない。

重要なことは、組織のメンバーひとりひとりが自分は組織に貢献できるいかなる資源をもっているのか、という自己への問いである。まずは自己の所属する組織内でのアメーバをめざし、次には病院組織全体のなかで必要なときにはどこにでも出動できること。自部署の利害にとらわれた硬直した組織から、必要とあらばどこにでも出没するアメーバとなることである。先に紹介した病院の緊急事態(システムダウン)の際に、師長たちは見事にアメーバとなっていたのである。

その後、このアメーバ組織をより明確に位置づけるために「フロアマネジャー会議」を新設した。メンバーは部長・副部長・師長のなかの何人かをコアメンバーとして選出した。師長は自部署とともに3~4の管轄をもつようにした。この会議の設置目的は、日々問題解決に追われている現状を打破するため、未来に向けた会議の場とすることだった。ほかの会議との違いは、「問題を創る会議」であり、レールが敷かれていない会議である。そして、なぜ問題を創るのかという問いに対しての答えは、「明日への準備をする！」ということである。何年か先を見通し、自ら新たな方法論を生みださなくてはならない。そのときのために備える会議である。

医療界が激変しているこのときに、将来を見据えていま何を備えるべきか。この「フロアマネジャー会議」は通常の机上の会議スタイルから脱皮して、「動く会議」と称して1時間は机上の会議スタイルで、残りの1時間を「自チームのテーマにしたがって行動する。どこに行っても、何をやってもよい」という方法をとった。必要に応じて医事課長のところへ話に行ったり、パソコン入力を始めるチームがあったりとさまざまである。そして、それぞれが自らの目的達成へと向かうセルフマネジングチームをめざすのである。

さらに、会議を通して種々のマネジメントのノウハウ、ドゥハウを身につけることもねらった。問題解決法、管理手法、思考技術、説明能力、プレゼンテーション能力、それはどれも後述する、それぞれが自分の行なった看護を概念化する能力向上へとつながるものである。

■ サポート隊の結成 ■

フルオーダリングへのシステム変換が実施されたときのことだ。システムダウンが予測されたので、看護部では「サポート隊」を結成した。これはその半年前にシステムダウンが発生した折に、看護師長らのサポートが効を奏したので、その経験から立ち上げたものだった。システムダウンが起こらなくても、システム移行時の混乱は当然発生すると予測したからである。

何かが起こるかもしれないと予測されるとき、看護部として病院組織に対してどのような貢献ができるのだろうかということを常に考える。それは、看護部の中心課題である「患者さんに害がないように」という視点での貢献である。

システム変換から4日間、フロアマネジャーを中心に外来周辺でのサポート隊による支援を開始した。支援内容は「患者さんに起きた問題や苦情は、私たちが引き受けます」。これは師長たちの明確な役割意識のなかで即座に決まった。自動清算機などの待ち時間が延長し、予想どおり苦情が噴出した。師長たちはそのつど説明し、何度もお詫びをした。

部屋に戻ってきた師長がいった。

「今日は大変でした」

「でも、あんなに苦情を言って怒っていた患者さんが、帰りにわざわざ私を探して、『さっきはありがとう』って言って帰ったんです」

さらに医事課長の次の言葉から、サポート隊はその役割を見事に果たしたと評価できた。

「事務職員が3人いるより、ナースがひとりいてくれるほうがどんなに心強いことか。本当に助かった」

フルオーダリングへ変換直後のシステムは「スムーズに機能しない」と、これまでの進行状況から私たちは予測した。そのため最悪のシナリオを想定し、いくつかの選択肢を事前に考え、早い段階からサポートをスタートしていた。

また、サポート隊に参加した師長たちは、その後、医事課職員と合同の話し合いをもった。自分たちがサポートして感じたことを改善点として提案したいと実施されたが、「患者さんへの害を最小に」という思いで、その場で自然発生的に行なわれたものだった。この話し合いは一見ささいなことのようにみえて、わが病院にとって、その当時では画期的なことだった。ひとつの目的に向かって自然発生的に、職種を超えて混じりあった瞬間だった。

■ヒューマン・ヘルスケアサービスの核となる〝ひと〟■

組織を「生きもの」にも「死に体」にもする〝ひと〟について、ヒューマン・ヘルスケアサービスの観点から考えてみる。

小児病棟の師長と話しているときのことであった。

「私なんてコメツキバッタみたいですよ」

「どういうこと？」

すべては、この短い言葉のやりとりからスタートした。

当時、小児病棟には、従来とは違う波（在院日数短縮による影響）がすでに押し寄せていた。あるとき、病院の広報から小児病棟に電話が入った。

「入院中のCさんの家族から、ナースのケアについてのクレームです」

「体温計を貸してください」と言うCさんの家族に、担当ナースが体温計を渡した。担当ナースは家族が検温をすませたと思い、「お熱はどのくらいでしたか」と聞いた。このことが後になって、「検温を家族にさせる気か」という発言になったというのだ。

「入院中のCちゃんのお父さんとは、さっきも会ったばかりで、私には何も言っていなかったのに……」と、師長は驚いた。

「患者に付き添っている家族が、ナースのケアについてこのような理解の仕方をしているなんて……」

早速、病棟カンファレンスで話し合ったという。

「ケアの実態が理解されていないのでは……。患者や家族に私たちの看護に対する姿勢と日常のケアの仕方、内容についてもっと知ってもらうことが必要なのではないか」

「では、どうしたらいいのか」

結論はまず、家族と話し合って、チームの問題として再度検討する。次にチームでの話し合いの結果を病棟全体に伝える。そして病棟全体の問題として話し合ったあと、解決策を考え実施する、ということになった。

カンファレンスで話し合われたことの中心は、「私たち看護者がよかれと思って実施している看護が、家族にとっては必ずしもよいこととは限らない」「もっと伝える努力をしなければ相手(患者・家族)には伝わらない」ということであった。

つまり、黙って実施するだけでは何も伝わらない、言葉にして意識的に家族に伝えることが重要であり、なおかつ理解できたかどうか反応をしっかりとらえていくことが必要であると、みんなで再認識した。

このとき師長が意図したことは、「患者・家族の求めていること」と「ナースたちが求めていること」の両立だった。つまり、「ナースの責任ある看護の提供→患者・家族の満足度が高まる」、そうすると「ケアに対する評価が高まる→ナースの満足度も高まる」、このサイクルをまわすことだった。

このクレームから始まったナースたちの「看護に対する問い直し」を支援することには、「病棟変革」へのステップを進めるというねらいもあった。それは、最終ゴールとして「日常業務のなかに患者参加型アプローチを取り入れること」をめざしたものだった。

これらの取り組みについて、あとから知った私が実施したことは、「師長の変革への取り組みを支援」することだった。タイミングよく、参加予定していたあるセミナーで発表の機会があった。

「この小児病棟の取り組みについて、セミナーがあるので報告してくれない?」

「そんな、発表するほどたいしたことやっていないです……」

と躊躇する師長を、有無を言わせずセミナーでの発表者に決めた。その結果、内容、プレゼンテーションともにすばらしかった。

その後、状況は継続してモニターしていたが、私のなかでもこのことに対する意識は薄れていた。すでにこの実施から2年近くたっていたころのことである。

ある日、またまた短い話のなかで「陣田さん、私はもうコメッキバッタじゃないですよ！」と、突然大きな声で師長が言った。「え？」と驚く私に、「あれから病棟が変わったんです。コメツキバッタのように家族への謝罪ばかりの毎日から、あの取り組みによって、まったくと言っていいくらいクレームがないんですよ。この間、医師からも『この頃、家族からのクレームがないね。インシデントも減って病棟が変わったね』って言われたんですよ」

そこで、「じゃ、コメツキバッタじゃなくなったことを、どこかに発表しよう。原稿に書いて投稿しよう」と、すかさず私。

この病棟のインシデント発生件数は明らかに減少しており、「アクシデントは、この1年間1件もありません」という師長の顔は自信に満ちていた。

組織論は、組織の構造が問題にされることが多いが、ヒューマン・ヘルスケアサービスの核は、〝ひと〟である。さらに医療、看護現場の特徴は、これまでも述べてきたように複雑系で動的であることである。医療においては、状況の変化に対応できる良質な〝ひと〟の存在が不可欠なのである。看護集団には、「看護をしたい」という動機をもった、能力のある人が大勢いる。その〝ひと〟は、もっと潜在能力を秘めているのだ。

この秘めたる能力が開花するチームづくりが重要である。組織に命を吹き込むのは〝ひと〟である。個人にとってもモチベーションを失って働くことほどむなしいことはない。

ひとりひとりの〝ひと〟が、共通の目的に向かったとき、メンバーは連帯し、チームとしてのエネルギーが生まれパワーをもつ。

組織は生きもの、人は変わるもの、そしてチームは成長するもの。これが私のこだわる「現場学」である。いま、この時代のなかで24時間、365日、病む人のベッドサイドで今日も働くナースの「看護現場学」を、明らかにしたいと思うゆえんである。

「ナレッジ交換会」――学習するチーム・組織をめざす

これまで述べてきたような病院での取り組みを整理するなかで、少しずつ「看護現場学」のもととなる「看護実践論」が整理できてきた。「看護実践論」では、日常の仕事を通して（経験に基づいて）、いかに概念化を行ない、実践の核を形成していくかを強調してきた。

もはや私たちは書物から抜け出し、複雑極まりない現場のなかからこそ学ばねばならない。そのためにはナースひとりひとりが自らの看護観を明確にし、自らの体験に基づき看護を概念化していくことが不可欠である。

このような考え方で、取り組んだのが「看護の概念化」であり、その実践を発表しようと企画したのが、「ナレッジ交換会（知識の交換会）」である。この活動は、現場のエキスパートナースの暗黙知を引き出し顕在化させることをめざして、2004(平成16)年からスタートさせた。ナレッジ交換会の目的・目標は、**表2**にあげたとおりである。

第3回目のナレッジ交換会のテーマは「患者さんに選ばれるナース」であった。この日の発表者である内科のナースは、「興奮していた患者さんが、彼女が話しかけるとなぜか落ち着いていく」と評判で、「その秘密を知りたい」と病棟ナースから推薦されたのだ。彼女ははじめ、「え!? なぜ私が……」と、推薦されたことに驚いたという。委員会のメンバーは、緊張する彼女から経過を聞き取り、「ここところを、当日みんなに伝えてほしい」と暗黙知を引き出していくファシリテーターとして関わった。

交換会当日、彼女はナースになってからの経過と、「いま何を大切にして看護を行なっているか」について、聴衆の前でちょっぴり恥ずかしそうに、しかししっかりと伝えた(**表3**)。会場からは「私たちって忙しいから、ケアしているなかではとてもじっくり考えていられないけれど、こうやって後から考えることがとても重要だとわかった」という声

表2 「ナレッジ交換会」の目的・目標

目的	看護組織内に潜んでいるナレッジを共有して学習する組織を創る
目標	①ナレッジについて理解できる ②皆がナレッジワーカーだという意識を共有できる ③ナレッジを参加者全員で共有できる

表3 「患者さんに選ばれる看護師」発表内容

●これまでの経過

患者の入院から退院までの計画、指導の予定を個別性を考えながら立てていく。精神的な援助をしなければと思いつつ何もできず、どうしていいかわからなかった。患者のためというより、スタッフが困らないようにという思いのほうが強かった。プライマリナースとして患者とのかかわりによって、自分が看護師としてどうしていけばよいかを意識するようになった。看護師の役割を深く考えるきっかけとなった。

●患者と信頼関係を築くための3つの心得

1. 自分のことをわかってもらう
・何気ない会話を繰り返し、共通の話題などを話す
・私はどういう人間かをわかってもらう
2. 否定はせずに共感的な態度で接することを心がける
・訴えを始めから否定し、指導的にかかわっていくと心を開かず何も訴えなくなる
3. 自分のものの考え方、パターンを知る
・自分の価値観での考えは押しつけないように心がける
・患者のペースやタイプを考えて接していく

●私のコミュニケーションのとり方

・患者の性格、考え方、育った環境、生い立ちを考える
・生きがい、趣味、話を聴いてくれる誰かがいるか？を考える
・患者のもとに足を運ぶ回数を増やす
・受け持ち以外の日にも、会話する

●今後めざしていること

・患者とともに目標を立てる
・どうなりたいかという目標を一緒に考える
・患者とともに考えることで足りないものが何かみえてくる→外来面接

●看護師としてできることは何か？

どのような患者でも信頼関係を築けるようにしていきたい

が上がった。

　エキスパートナースは、パトリシア・ベナーがいうように行動はしっかりできているのである。しかし、たとえできている行動でもふり返りをしなければ当たり前の行為としていつしか記憶は薄れ、事実も消えていく。概念化とは、実施した看護（現象）の共通性を探り、それらに名前をつけて言葉で表現し経験を意味づけることなのである（178ページ参照）。

　エキスパートナースは単に経験年数を経るだけではなく、経験したことの意味を自分なりに

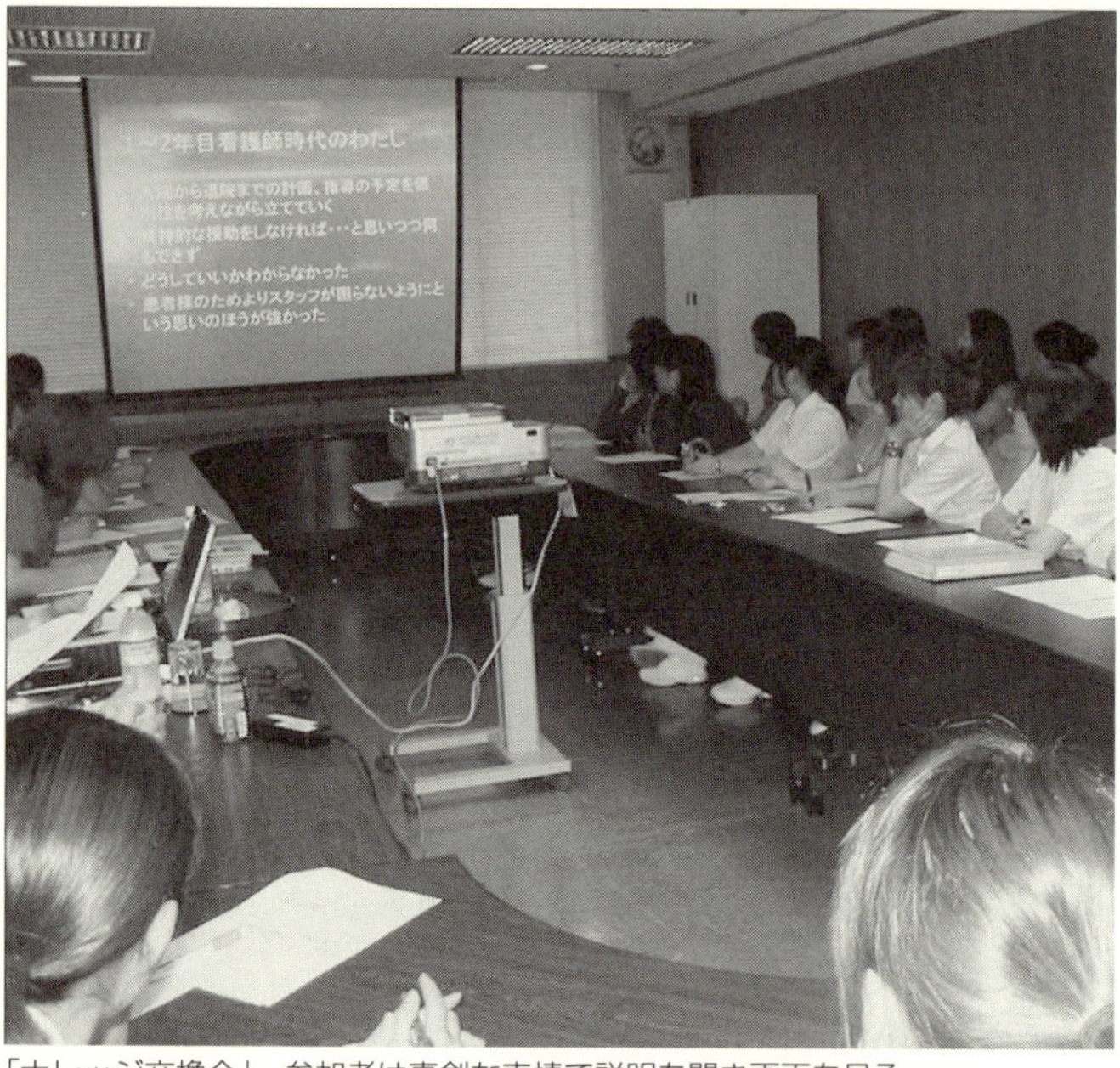
2年目看護師時代のわたし
どうしていいかわからなかった
患者様のためよりスタッフが困らないようにと
いう思いのほうが強かった
「ナレッジ交換会」。参加者は真剣な表情で説明を聞き画面を見る

言葉にして伝えることのできる人である。そのためには、現場という教室で、実際に喜んだり悲しんだりする感情を基点に、思い、考えるプロセスをたどることにより、経験からの学びとしての物語を編み上げることができる。

「ナレッジ交換会」での発表を聞いた私は「これぞ概念化のプロセスである。使わせてもらおう」と、院内で私が行なっている「チームマネジメントコース」の講義の際に、その内科のナースを講師として起用した。

「チームマネジメントコース」とは、院内(院外にもオープンにしている)教育プログラムである。「チーム力を高める鍵―経験を通して看護の概念化プロセスをたどる」というテーマのなかで彼女に話してもらおうと考えた。

当日、「概念化＝エキスパートナースの実践に対する認識」の話を進めるなかで、「あるエキスパートナースの実践論」と題して、彼女に話をしてもらった。効果は抜群であった。終わってからひとりのナースが「このように経験を積んでいくんですね。概念化って何なのか、少しわかりました」と、私に声をかけてきた。

基礎教育では研究法や論文の記述については学ぶが、看護の概念化については、まったく言及されない。働き出したあとの院内教育にもない。しかし私は、看護現場において、概念化のプロセスこそがナースのキャリア発達の基盤となると考えていた。「看護現場学」

においても概念化を経て言語化された自分の看護実践論は、ナースが成長するときの中核となるものであり、看護の管理者としての管理行動を導く認識(マインド)になると確信した。

●引用・参考文献

(1)早坂泰次郎:人間関係学序説―現象学的社会心理学の展開、川島書店、1991。
(2)ピーター・M・センゲ、リヒテルズ直子訳:学習する学校、121~122ページ、英治出版、2014。
(3)村上陽一郎:人間と科学との対話―病気の意味、看護教育、17(9)、591ページ、1976。

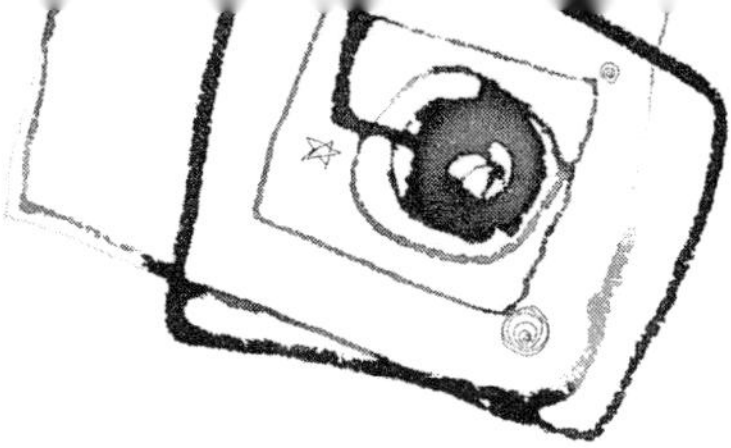

第3章

「看護現場学」のめざすもの

「看護現場学」の基本は、「看護の概念化」
——仕事にやりがいをもつために

■きっかけとなった考え方■

いま、臨床現場では変革の波が押し寄せている。このスピードと荒波は、今後も当分続きそうだ。これらを回避する手はおそらくないだろう。現場は、覚悟を決めて進むしかない。そのとき一番必要なことは、ひとりひとりがやりがいを失うことなく看護している喜びを手に入れることだ。臨床現場に働くナースの多くは「私は十分満足のいく実践をしていない」と思っている。それは、実践していないのではなく、さまざまな実践をしているにもかかわらず、十分であるという感じがもてないでいるからであろう。

では、どうしたらよいのか。これまでも述べてきたように、実践しながら学び、学びながら次なる実践をよくしていくという、らせんのサイクルにのり、看護のやりがいを手に入れることである。

現場に働くナースであれば誰もがもっている貴重な体験を強みに、それを生かした学び方を知り、それをもとにさらなる実践をする。実践をひたすら続けるだけでなく、その意味を考えて自らの実践を意味あるものにしていく、いま臨床ナースに不足していることはそのことの自覚ではないかと思う。私はそれを伝えたくて、現場で学ぶ方法を「看護現場学」として「看護の概念化」を進めている。

「概念化」作業のきっかけとなったのは、健和会臨床看護学研究所在職中に担当した「研究ゼミ」で武谷三男の「三段階論における認識の段階と実践」という考え方に出合ったことにある。武谷三男は物理学者であり、思想家である。主な業績は湯川秀樹が提唱した中間子理論の改良・発展に寄与したことである。また科学思想においては、武谷三段階論を説き、人間の自然認識は現象論・実体論・本質論の三段階を経て発展していくとし、技術論では技術を労働手段の体系であるとすることに対抗し、「技術とは人間実践における客観的法則性の意識的適用である」と定義した[1]。

武谷三男の「三段階論における認識の段階と実践」は、後に詳しく述べる庄司和晃の「認識の三段階連関理論」と重なった（129ページ参照）。そして、短大での教員経験から、26年間の実践の意味を自問自答していた私のなかで、一本の道筋となっていった。

私は庄司の認識の三段階連関理論を活用することで、自分の体験を語り、看護論へと発展させ、そのことについて語ること、つまり、自己の看護実践を認識→実践→認識→再実践と循環させるプロセスで徐々にケアの質が高められることに気づいた。概念化されたことをさらに言語化していくなかで、看護観から自分の看護実践論へと収斂していく。そして、さらなる実践を続けること、このくり返しが重要であるとはっきり気づいた。

その後、東洋英和女学院大学大学院で「筋萎縮性側索硬化症患者とその家族のライフヒストリー」というテーマで修士論文をまとめた。分析の視点としたのは鶴見和子の「内発的発展論」であった。「内発的発展論」の「発展」という言葉は、近代化モデルに対する対置概念として西欧の学者らによって1970(昭和45)年ごろより使われ始めた。「内発的発展論とは、人類共通の目標である、地球上のすべての人や集団が衣食住の基本的要求を充足し人間としての可能性を十全に発現できる条件を作り出すこと。国内外において格差を生み出す構造を変革することを意味する」ものであり、論文をまとめた当時、鶴見和子は上智大学名誉教授(比較社会学)であったが、人間と自然、生者と死者との共生を保ちながら、それぞれの地域・文化に根ざした発展を『内発的発展論の展開』として著しており(2)、大いなる影響を受けた。(鶴見和子については終章で詳述した)

「看護の概念化」は徐々に方法としての形が見え始めていた。1998(平成10)年、最初は臨床看護学研究所で講義と演習を通して試みた。それは「看護観を生成する」ために帰納的プロセスをたどるものであった。

そのプロセスは、ベナーの提唱する「印象的な事例・できごと(インシデント)[3]」法を参考に、忘れられない患者の記憶から始まる。学びの材料は「経験」と「その記憶」だけである。その記憶を頼りに「自問自答(内省)」を通して、過去と現在、さらに未来に向けて実践していきたいこと、継続していきたいことを見出していく看護の知の発見のプロセスである。これが概念化である。

「看護の概念化」は、良質な実践を導く認識の発展を促していくことである。それは臨床現場において、起きている現象から始まる帰納的学習法を中心とする「看護現場学」の基本構造となっていった。

■「いま、ここで起きていること」から学ぶ■

これまで述べてきたような経験を経て、私は教科書的な知識注入方式の学びはもう卒業しようと思った。現場にいる私たちが学ぶ方法は、「いま、まさにここで起きていること」からである。そして、まず行動する、という私たちの特徴を生かした学び方、それは実践・行動のあとでその意味を考えていく方法、つまりふり返り（内省・意味づけ）することである。それは、ベナーのいう「行動しつつ考えること[4]」に通じる方法である。

目の前に生じた現象・問題こそ看護のあらゆる素材であり、何よりも患者という教師が存在する現場が私たちの職場なのである。いま、ここで起きたこと、つまり発生した問題（定型的問題）が理解できる人は、いまだ姿を現していないがこれから発生するであろう問題（非定型的問題）に目を向けることができるであろうし、さらにいま起きていること、これから起こることを見通して新しいことを創造していくこと（創造的問題）もできるだろう。そうなるためには過去－現在－未来の線をつないで文脈にしていくことで、一本の線となって、いまここで起きていることの本質がみえてくると思うのだ。

現場における経験を通した学びのキーワードは、〈概念化〉〈認識と実践の一貫性〉〈動く現場の本質的問題解決〉〈病いであっても老いていても死に向かっていても、人間のもつ潜在能力を引き出す看護、それはセルフケア〉である。

そして、臨床の知とは、body with mind[5]である。経験が浅い場合はbody and mindと実践と理論が並列であるが、経験を重ね、エキスパートになると、andではなくwithへと変化する。実践と理論のふたつの知が統合して、瞬時に行動できる統合体となる（with）。熟達者、つまりエキスパートである。

この熟達者の段階になるには、ベナーは平均10年といっている。しかし、従来の10年と、現在の細切れを合わせたような10年では、同じ年数であっても中身はかなり異なるのではないかと危惧している。現場の看護の質は、このエキスパート性で決まる。果たしてエキスパートナースはこの先、どれほど誕生するのだろうか。

私は自分の体験をどのように「概念化」してきたか

私の青い鳥

現場のナースは、日々時間に追われて仕事をしている。「本当にしたい看護ができない」と嘆いて辞めていくナースを、なんとか「これでいいのだ!」とナース自身が納得し看護の成果を実感できるようにもっていきたい。それが看護部長職を引き受けたときの私の願いであり、決意でもあった。

看護の現場は、いま疲労困憊していて、みんなが幸せの青い鳥を探している。どこか遠くの青い鳥を探しに行こうとしている。しかし、青い鳥は目の前にいるのだ。見えないだけなのだ。私は看護師のひとりひとりに青い鳥を見つけてほしいと願っている。どうしたら見つけられるのか。

私自身の青い鳥は40年前に見つけた。と言っても、当時はそれとは自覚できていなかったが、いま思うと青い鳥だったのだ。それはKさんであった(16ページ参照)。私はKさんとの「経験」にずっとこだわってきた。その後の経験のなかで、青い鳥を見つけるための方法論について考え続けてきた。行きついたのが「看護現場学」だった。自分が大事にしている看護はどのような看護なのか、それをどうしたら皆に伝えられるように整理できるのか。

これまで、看護の現場における院内教育は基礎教育の方法論を土台として、知識注入型の理論学習で進めてきた。しかし、それでは現場の問題は解決しない。学び方としてもどこかしっくりこないものを感じていた。臨床の現場で働く私たちには豊富な経験がある。その豊かな経験があって、身体は瞬時に無意識に動いているのである。この動く身体を生かした学習方法を現場で開拓できないだろうか、それが私の仕事だと思った。

まず学習の最初に意識しなくてはならないのは、自分の行なった看護をふり返り、概念化(本質化)することである。この概念化については教育のプロセスにおいてはあるもの、基礎教育では概念化として意識的に学習する機会は少なく、現任教育プログラムにもない。現場発の経験から学ぶ方法論は、教育において中心にはなっていない。

看護の現場で、エキスパートに向かうナースとそうでないナースを分けるものは体験の「概念化プロセス」なのだ。ナースなら誰でも毎日さまざまな体験をしている。何人もの患者のケアをしている。しかし、ただ体験として終えてしまったら、体験から経験へと移る機会を逃してしまう。10年がただ過ぎていったのか、自己のキャリア形成につながる経験となる10年となるのか、その差は大きい。

認識と行動の行き来をしていない人の実践、つまり抽象化・概念化のできていない看護実践は単なる業務の遂行にすぎない。いや、「業務をしているだけ」と思ってしまうのである。看護か業務かの違いは、その行為が看護についての認識に導かれた実践であるかどうかである。エキスパートとは、良質な経験のくり返しによってそれを意識しないで習慣的に、かつ瞬時に実践できる人なのだ。

■看護の原点となったKさん■

では、起きた出来事を概念化するにはどうしたらよいのか。私は自分の経験をどのように概念化してきたのだろうか。

前述したKさんの事例を、その後40年も考え続けてきた。あのとき、私は病棟のナースたちとともに、「いま私たちにできることは何か」「Kさんに残っている力は何か」と、何度もカンファレンスをくり返し、実践してきた。Kさんのケアについては医師とも積極的に協働していた。当時はまだインフォームド・コンセント、チーム医療という言葉も一般的でなかった。人工呼吸器装着の自己決定という言葉も知らなかった。しかし、みんなが「Kさんにとって何がよいことなのか」を考え続け行動していた。結局私は、この事例についてくり返し考え続けたことによって、ナースとして育てられたのだと思っている。Kさんの事例でどう考えてきたのか、具体的に述べてみたい。

医師とナースの行為の本質的な違い

診断と治療を主たる業務とする医師の行為と、ケアをする看護の違いは何か。先にも述べたが、ひとつは患者へのアプローチの違いにみることができる。医師の行為は演繹的(前提があって解釈して結論を導びく)、それに対して看護は帰納的(具体的な事実から普遍を導き出す)アプローチということができる。Kさんの事例をもとにふたつのアプローチについて考えてみる。

「人工呼吸器装着の際の自己決定」という概念で考えてみよう。昭和50年代初めには、私は「自己決定」という言葉すら知らなかった。まだ共通言語ではなかった。Kさんの場合、家族との事前の話し合いのとおりに医師が行動していたら、人工呼吸器は装着されていなかったはずである。しかし、医師は急変時、葛藤の末、家族との約束を破って人工呼吸器を装着した。

家族と医師との話し合いの結果、「装着しない」と取り決めたのであるが、医師はそれを破って人工呼吸器をつけたのである。

それに対して、看護師は呼吸器装着のあと、24時間、365日ケアを続ける人である。この看護の過程は目の前の患者のひとつひとつの反応に対応する帰納的アプローチである。看護は診断の下された、あるいはまだ診断が下されていない場合でも、変わりなく患者の生活を整えながら、どのようになろうとも患者の日常生活に寄り添っていく。

「患者の自己決定」という言葉、この概念に基づいて患者に人工呼吸器装着の決定を迫っていくとき、それは演繹的なアプローチとなる。患者が下す決断が一番重要と考え、その前提が正しいと信じて実践していくとき、揺れ動く人間の気持ちはおいていかれる(捨象)。実際は急変によって気持ちが揺れ動く医師によって人工呼吸器は装着されてしまったのであるが、もしこのときKさんに決断を迫ったとしたら、Kさんは「このような状態が続くのなら死にたい」と人工呼吸器をつけない決定をしたのではないかと思う。しかし、人工呼吸器をつけた後の実際の気持ちは日々、いや刻々と年月を経て揺れて変化していた。

医師は、当時の状況のなかで決められていたことをしなかった。できなかったのだ。それは医師自身の自問自答があったからである。医師自身が揺れ動く思いに迷ったからである。決められたとおりをするだけであれば、それは違った選択になっていたはずである。人工呼吸器をつけたあと、Kさんは嘆き悲しみ、「死にたい」と文字盤で訴えた。看護は、その嘆きに寄り添いつつ、3年の長い時間をかけて、この状況のなかで患者に合った方法を探して試み続けていった。そして患者が変化していくきっかけを、限られた入院生活の資源のなかから編み出していった。まばたきのコミュニケーションの仕方やナースコールの工夫など、病状によって改良・工夫した。このプロセスこそ、ひとつひとつの現象に対応していく帰納的アプローチである。

スザンヌ・ゴードンの「ケアのタペストリー」[6]という言葉は、この帰納的アプローチのことを示しているのではないだろうか。ナースは、ごく日常的で些細な事柄を大切にして患者の小さな変化を見逃さず、一本一本糸を織り込んでいくのである。Kさんとの3年間という時間と経過が「つらくても生きていたい」という模様を編み出したのである。

異論があることを承知のうえで、覚悟して言えば、Kさんとの経験を概念化したいまの私の結論は「ALS患者に対して、人工呼吸器をつけるつけないの自己決定を患者に迫るのは、本当に患者にとって、人間にとってよいことなのだろうか。人間によってよいこととは何なのだろうか。人はそのときの思いだけで人生を決めていくのではない。生きていく、その時間のなかで揺れ動きながら決めていく」ということである。

人工呼吸器は、病気によって呼吸ができない人でも生きていくことを可能にしたいと願った人間がつくった器械である。その器械は、病気であっても地上に生を受けた大切な人間がその恩恵を受けることができるために発明・製作されたはずである。

しかし、器械が幸せにしてはくれるわけではない。それを使う人がどのような意図で、どのような気持ちをもって生かされた時間を過ごすのか、人工呼吸器が「苦しみの器械から、恩恵の器械」へ、いつどのように変化するのか、私はもっと知りたい。その解答は本や教科書に書いてあるのではなく、目の前の、この動く現場にある。看護師にできること、それは時間をかけて人工呼吸器が装着されたその現象を、結果的に〝よかった〟と思えるように、毎日のくり返しのなかで、昼も夜も変わらずそばにいてケアを続けていくことである。しかし、いまはその時間がない現実がある。

■人間のbodyとmind■

Kさんの経験は、私のなかで長い時間をかけて次第に醸成されていった。その中心となった問いは「死にたい、と言い続けたKさんが、なぜ〝つらくても生きていたい！〟と変化したのだろうか」ということだった。

当時、治療法もないALSという疾患は、医学の発展、医師としての成長をめざして取り組むというより、現状の維持であり、医学の限界の象徴でもあったのではないかと思う。しかし看護にとっては、治療法があろうとなかろうと、難病であろうとなかろうと関係なく、そこに病の人がいる限り、看護は「患者がいまを最善に生きる」ことを支援する方向へと向かう。その意味では、看護に限界はないと私は考えている。このような終わりのない看護を、言語学者である江藤裕之のいう「body with mind」(7)から解いてみよう。

Kさんは病気になって寝たきりになり、やがて人工呼吸器装着の身になった自分を思い「死にたい！」と訴え続けた。しかし、毎日毎日ナースからの「食」への援助（Kさんの場合は経管栄養であったが）、排泄、そして身体を動かすこと（体位変換）などの日常生活援助は変わりなく続けられた。

Kさんが「死にたい」と思ったのは、これまでの自分と違う自由にならない身体、何もできない自分という存在そのものへの嘆きが、「死にたい」という言葉になったのだと思われる。つまりそれは、body（病状）へのやりきれなさであり、自在だったbodyが不自由なことはKさんにとって「人間らしくない」、それは「死」を意味する。しかしやがて、bodyは変わらないのに、むしろ悪化さえしているのにKさんの気持ちは変化する。mindが変わるのである。それには長い時間が必要であり、変わりなく「ケア」をし続ける人が必要であった。家族がいて、そして24時間、365日ケアを続けるナースがいた。

その証拠は、Kさんに対する看護のプロセスレコードに記されている。「つらくても生きていたい」という思わぬ言葉に感激したナースがKさんに聞いている。

「なぜ、そう思えるのですか?」

「みんなよくしてくれる」

この言葉のなかにすべての答えがあるのではないだろうか。何ひとつ自分でできることはないのに、「みんなが(自由であったときと変わらず)よくしてくれる」。bodyが変化しても、変わらずよくしてくれる。このことが実感できたとき、mindが変わるのである。bodyを超える瞬間であり、Kさんの気持ちが変化した理由である。変化の瞬間は見えない。本人の自覚もないことが多い。その人に関心をもって見ている人にだけ感じられる感覚のようなものである。

ナースは、ケアのほとんどを身体を介して行なう。mindからmindではなく、bodyを通して(「身体ケア」を介して)mindへ向かう。mindへの関与は、ナース個人の差が出る技術である。そしてmindとbodyが一体となって相手に届くもの、それが看護技術である。単なる技術ではない。看護師による看護の技術である。

body and mind から body with mind へ

では、body and mind（身体＝実践と精神＝理論）という二元論から、body with mind（実践と理論の統合）へ向かうときとは、どのようなときなのだろうか。

臨床現場ではさまざまな現象が生じている。それはナースがよくいう「業務に追われる」という言葉に現れている。現象のみに目を奪われていると振り回されてしまうが、生じていることの奥にあるものにしっかり目を向けるとき、本質が見えてくるのである。

複雑で動的な現象を俯瞰して、その構造と本質を考えようとするとき、その現象の意味がよく見えてくる。現象、構造、本質を追求していくという抽象化のプロセス、このプロセスが概念化であり、〈body with mind〉へ向かうプロセスとなるのである。それは、実践したことを内省（ふり返り）し、言語化するプロセスでもある。

ナースの日常は忙しい。時間がない。もう少し人員的にゆとりのあるなかで看護をしたい。ささやかな、けれども切実な願いが叶うのはいつになるのだろう。この忙しさのなかでの実践の概念化から言語化のプロセスは、言うほどたやすいことではない。しかし、このプロセスをたどらない限り、看護実践で大切にしていくことが明確にはならない。また、これが看護なのだと自分のなかに残っていかない。社会の人々にも形あるものとして伝えられないのである。こうした問題意識が私を「看護現場学」の構築へと駆り立てるのだ。

現象から本質を見抜く——帰納的学習プロセスからせん学習へ

エキスパートナースの定義はさまざまであるが、ベナーは**表4**のように言っている[8]。直観があるということは、現象を見て本質を即座に見抜けるということである。この本質を見抜くことのできるナースの能力は、どのようにすれば育てることができるのか。それは臨床現場の最大の課題である。長年経験を積めば、または知識を蓄えれば、それは可能になる能力なのだろうか。そうではない。そうはならないところ

表4　ベナーによるエキスパートナースの定義

達人の実践家は、状況を理解して適切な行動と結びつけていく際に、もはや分析的な原則(ルール、ガイドライン、格率)には頼らない。達人ナースは、背後に豊富な経験があるので、かなりの範囲の実りの少ない二者択一的診断や決定について、不経済な検討をせずに、いまや状況を直観的に把握し、問題領域に正確にねらいを定める。

達人の実践内容をつかむことは簡単ではない。なぜなら、達人は、全体状況を深く理解したうえで動くからである。

パトリシア・ベナー、井部俊子他訳：ベナー看護論—達人ナースの卓越性とパワー、22ページ、医学書院，1992.

に、看護のむずかしさがある。

エキスパートナースの要件である直観力とは、どうしたら身につくのか。確実な方法は〈body with mind〉を実感する体験をもつことである。ただ、量的な体験だけを重ねても身につかないし見えてこない。それはこれまで述べたような概念化へのアプローチによって浮かび上がるものなのである。

事例の現象レベルからその意味を見出し、構造、本質へとたどるプロセスのくり返しが必要なのである。カンファレンス、事例検討などの方法により〈body with mind〉のプロセスを明らかにしていくこと、それは体験した出来事を広く深く考え、概念化し、言語へ変換する、抽象化のプロセスである(**表5**)。[9] 実践、真理の探求、再実践へと続くらせんの学びは、時間経過のなかで、体験が意味づけられて経験へと進化していく道のりなのである。

表5　現象学的変換の5段階

①第1の変換　体験・できごと：言語へ変換

↓

②第2の変換　対象・経験がもたらすデータに依拠：自分なりの理解

↓

③第3の変換　経験の本質を考える、概念・カテゴリーへと変換
：概念として記述

↓

④第4の変換　書面・文書として表現：抽象化・捨象

↓

⑤第5の変換　語り合い・聞き合う：帰納法の原理が働く

マデリン M.レイニンガー編、近藤潤子他監訳：看護における質的研究、126ページ、医学書院、1997を参考に筆者作成

このときどんなに考え続けても〈真理を探究しても〉、「実践」がなければ、再思考に向かうことはできない。〈body with mind〉を実感するためには「実践する場」、つまり現場でくり返す経験が必要なのである。

看護は、bodyを介してmindへ向かう技である。医師が行なう手術のような明白な変化は少ないが、時間をかけて徐々に患者の心身を開いていく過程である。看護師が、チーム医療のなかでもっとも多くの人数を必要とするわけは、人間のmindが個別なものであり、ベッドサイドで24時間、365日、ひとりひとり個別の痛みや苦痛と向き合う患者に寄り添い対応するためである。

「テオリア」という言葉を知った。古代ギリシア時代の言葉で「心の目で見る」ことを意味するそうだ。「心の目で見る」プロセス、それは個々の現象を貫く本質を見ることであり、概念化のプロセスである。看護実践とは「心の目で見る〈理論〉」ことのできる人が「行なうこと〈実践〉」なのである。

医療現場のいま
――ためされる看護の力

動的複雑系の医療現場

医療現場のいまについて、もう一度整理してみたい。

医療という職場の特徴は、病人がいてそこでは多くの専門職が協働して働いている特別な場所である。そして何よりも、病院という施設のなかでは通常では見ることのない「ひとの生と死」が日常的に起きている所である。

そこに職業として入ってくる人たちは、それなりの理由をもっている。ナースの場合は個々の動機を除くと、共通に表現される言葉は「人の役にたちたいと思った」という人が多い。医療に携わる仕事のなかでも、看護は患者の最も近くで直接的にケアをすることが多い。「お世話をする」、それは日常生活の支援であり、病気の苦痛を少しでもやわらげたい、状態がよくなるために何かしたいという願いをもって、「ものの生産現場」とは違うヒューマンサービスの分野に入ってくる。なかでも「ヒューマンヘルスケア・サービス」、これを経営学者の島津望は『医療の質と患者満足』（2005）のなかで、一般企業のサービスとは異なった構造をもつとして、医療や健康、福祉に対するサービスを、「プロフェッショナル・ヒューマンサービス」と述べているが、そこは通常のサービスというひとくくりにはできない領域であるという。

それは、「①サービス評価の2面性—利用者の知覚による評価のみならず、「社会的な質」の面からも判断される、②利用者の変容性—消費者の個々の特徴に合わせて個別的にサービスを提供することが求められる、③期待の不明確性—利用者自身（曖昧な期待・明確な期待・暗黙の期待）及びサービス提供者にとっての不明確性、④連続性—患者の状態によって急性期から慢性期へ等、形態や内容が変化し、ひとつのサービスで完結しない」、などの特性があるといっている。[10]

ヒューマンヘルスケア・サービスの担い手はこのような特徴をもっていることを自覚し、利用者とサービス提供者との協働作業を通して、両者はひとつの目的に向かって多様なプロセスをたどっていくプロフェッショナル集団といえるだろう。

看護現場の特徴―施設を離れてあらゆる場所で（施設の定住者から漂泊者へ）

さらに看護職はプロフェッショナル集団のなかで特異な働き方をしている。医師というパワーをもったリーダーのもと、そのパワーの象徴でもある〈手術〉という行為をできるのは唯一医師であるが、その後の患者を24時間、患者の最も身近なベッドサイドで看ていくのはこれまた唯一、看護職である。ここで3交代あるいは2交代が可能になるための量的人材確保とその質が問われる。患者の異常や変化を一番早期に発見できるだけの質がなければ、多くの人員確保は「人件費」として支出・コストでカウントされるが、早期発見により予定通りの在院日数であれば「支出を抑えられる、ベネフィット」に変わる。２００３（平成15）年以降の急性期病棟におけるＤＰＣ（包括医療費支払い制度）は、このような変化の原因である。

しかし上記の内容は「施設内での看護」である。つまり入院という環境における場合であり、それは「患者の生活の場である病棟の定住者としての看護」が力を発揮していたのである。いまや入院よりは「地域・在宅」への流れのなかで、状況は大きく変わっている。そのような変化のなかで「動的・複雑系」の医療現場を飛び出したとき、さらに多様になった現場と場面に対して「多職種協働」アプローチによる看護の存在意義はどこにあるのだろうか。超高齢時代におけるアプローチとして、まず身体の変化をみるフィジカルの理解と、多様な生き方・生活の支援のあり方の両面を考えると、ケアに精通しているという点が強みになってくる。

これこそ保健師助産師看護師法上の2大業務である。この大きな、あるいは曖昧ともいえる広い業務規定が生きてくる。看護業務の中心(患者への直接ケア)と周辺業務の幅広さが、ほかの職種をつないでいく際に重要な患者中心、いや人間中心の視座となってくるのではないかと考える。

それは「コーディネート」、Co-Operationと「プロデュース」という、施設内の動的・複雑系から、社会全体というさらに大きな動的・複雑系のなかで「その場に即した丸ごとケア」、つまり定住者というこれまでの活動形態から、あらゆる場と場面と状況に対応できる漂泊者として活動形態を変容させていくことではないだろうか。また、相当な汎用性のスキルを身につけることであり、それを可能にするためにもスーパージェネラリストとでもいうようなプロフェッショナル・ヒューマンサービスの担い手であること、何が起こっても、どのような状況がこようがアプローチできるプロフェッショナル・ナースであることが必要である。

果たして、この役を担うだけの経験が、いまのナースに、そしてこれからのナースにあるのだろうか。豊かな経験を経て、エキスパートが多く誕生することができるだろうか。とても楽観することはできない。

●引用・参考文献

(1)武谷三男：弁証法の諸問題、100ページ、勁草書房、2010。
(2)鶴見和子：内発的発展論の展開、9ページ、筑摩書房、1996。
(3)パトリシァ・ベナー、井部俊子他訳：ベナー看護論―達人ナースの卓越性とパワー、215～217ページ、医学書院、1992。
(4)パトリシァ・ベナー他、井上智子監訳：ベナー　看護ケアの臨床知―行動しつつ考えること、2ページ、医学書院、2005。
(5)パトリシア・ベナー：エキスパートナースとの対話、151ページ、照林社、2004。
(6)スザンヌ・ゴードン、勝原由美子・和泉成子訳：最前線に立つ3人のナース、ライフサポート、日本看護出版会、1998。
(7)江藤裕之：天使と看護学、Quality Nursing、10(1)、84～87ページ、2004。
(8)パトリシア・ベナー、井部俊子他訳：ベナー看護論―達人ナースの卓越性とパワー、22ページ、医学書院、1992。
(9)マデリン・M・レイニンガー編、近藤潤子他監訳：看護における質的研究、126ページ、医学書院、1997。
(10)島津望：医療の質と患者満足―サービス・マーケティング・アプローチ、2ページ、33ページ、79ページ、123ページ、千倉書房、2005。

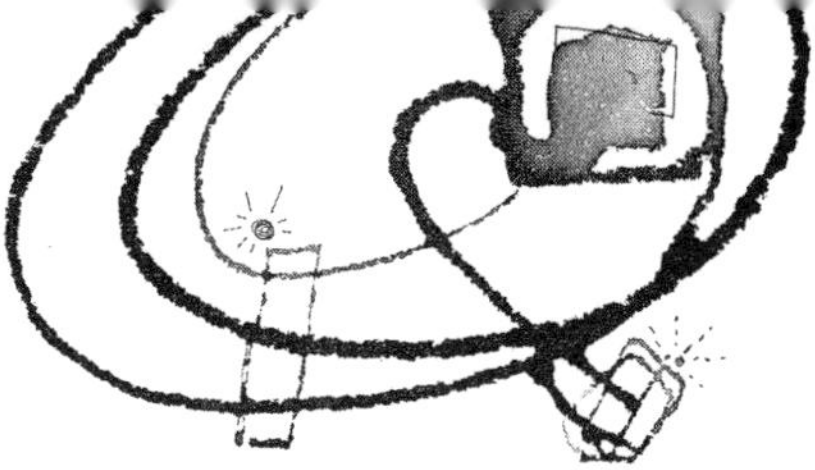

第4章

「看護現場学」の基本となること

その目的と4つの原則

「看護現場学」の目的と基本構造

ひとりひとりがやりがいを失うことなく、看護する喜びを手に入れるために「看護現場学」はある。看護師とは、数ある職業のなかから人間の生と死に寄り添うことを日常的な仕事として選んだ人たちである。そのような人たちがそこで得たいものは何であるのか、考え続けてたどり着いたのが、仕事から学ぶことであり、その学びを支える「看護現場学」である。

■「看護現場学」とは■

①臨床現場のさまざまな現象を感じ・考え、認識し実践を通して、本質を追求する帰納

法を中心とした学習の方法である。
②看護の経験から学ぶ方法論であり、経験知からやがて「自己の実践理論」を生成する成人学習過程である。
③認識に導かれた実践行動をとり、認識と実践の一貫性をもった専門職として学び続ける内発的な動機と経験学習による、現場発の実践型看護探求方法である[1](コンテクストラーニング)。

■「看護現場学」の目的■

臨床現場の経験から、感性的認識を基点とする学習法。
①過去の経験のなかから、記憶に残る患者を想起し、
②現在の自己の看護の認識を自問自答しながら本質に向かっていく、
③未来・将来へ続く学びのテーマの探索プロセスである。
看護の価値体系の生成(概念化から概念体系への発展)により、社会的資源としてあらゆる人間の暮らし(それは生から死までの全ての過程)を支援することができる看護の知を育むこと。

「看護現場学」の基本

「看護現場学」の本質は「人間の生から死に至るさまざまな現象」を見つめられるプロフェッショナルとしての「目・まなざし」をもち、「看護の本質」に向かって自問自答(内省)をくり返しながら、それぞれに相応しい個別な看護ケアの方法を編み出すプロセスである。その基本は「帰納法」によって概念化を図り、熟達を通して仮説を生成し、次なる実践へつなぐ、認識と実践の往復循環プロセスをベースにした方法論である(**図1**)。

①看護師とは、看護現場の現象を見つめる(訓練を経た)対人支援の専門職であり、いま起きている現象・事象に関心をもって見つめ、ふさわしい対応をすることができる人である。

②一定の情報量と時間的経過のなかで(瞬時の場合もある)集まったデータのパターンを

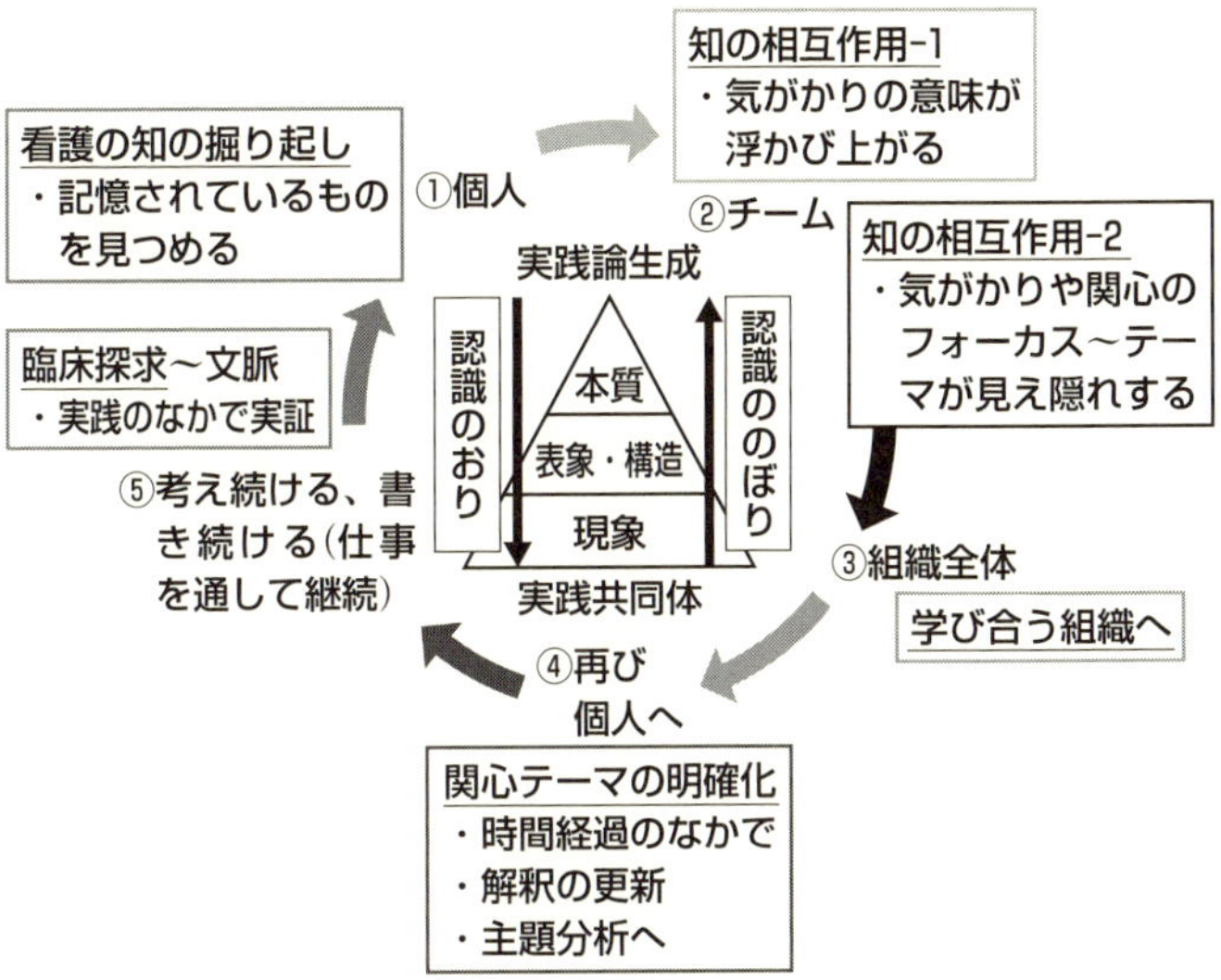

図1 「看護現場学」における内発的発展学習サイクル

認識し(情報の収集と認識)、現象・事象の推論を行なう[2]。(帰納法と演繹法による解釈と以前の実践との関係の想起など)

③推論の筋道から「看護の本質＝良質な看護の提供」に照らし合わせて、その場におけるもっとも相応しい看護を考案、提供する(仮説)。

④提供した看護について、その後の変化と効果を判定しながら、さらに患者らの状況の変化に合わせて調整を加えながら実践する認知的実践プロセスである(仮説検証)。

この仮説検証プロセスは帰納法を中心に進めていくが、熟達に至るには帰納法と演繹法を柔軟に用いていく。

⑤この経験は、忘れ去られることもあるが、次の実践に生かされ活用しながら徐々に精錬され確証が高まってくる(再認識)。確証が高まった実践は、以後の実践のなかで意図的に使用し(仮説)、その変化・効果を検証しながら個人のなかでより研ぎ澄まされて法則化していく。看護現場における認識と実践(行動)の統合した循環的な知的プロセスである。

「看護現場学」の学びの構造

図2は、「看護現場学」のもとになる理論(影響を受けた理論)の主要な内容を、4つの分野に整理したものである。

「科学と非科学」の境界

「看護は科学であるか、非科学的なものであるか」。どう考えるか、最終的に最も影響を受けたのはパトリシア・ベナーの看護論(臨床の知)であった。[3] ベナーの本を読み、「現場のナース達の行動を見る、そして記述する」ことから、ベナーの看護論ができたということに衝撃を受けた。主観を排除して既存の理論から論理を進めていく「演繹法」ではなく、現象学をベースにしたベナーの看護論に引きつけられた。なぜなら、その前に前述(72

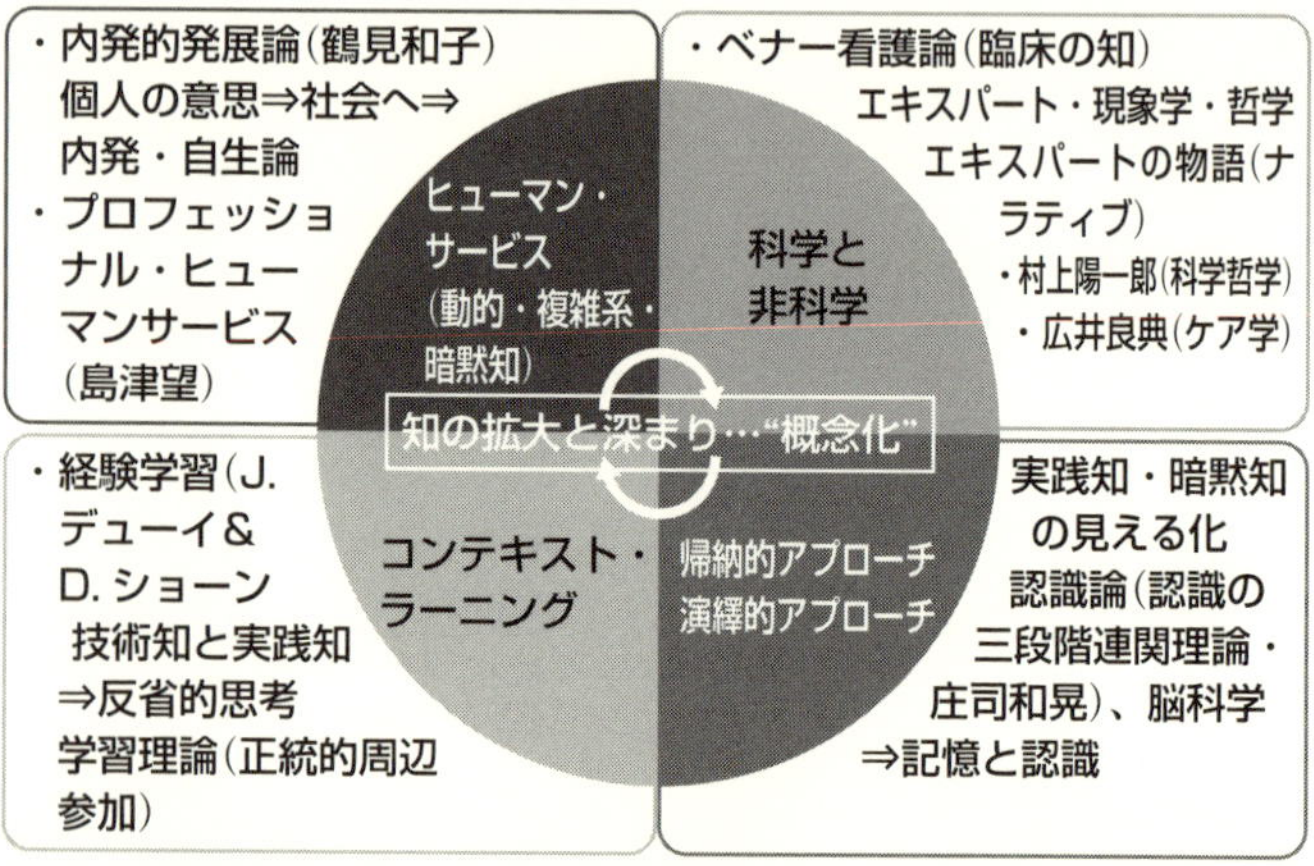

図2　「看護現場学」の構造(臨床現場における理論と実践の統合)

ページ参照)の村上陽一郎に、もし医学が正常や異常の値だけをみていくのではなく苦しみや悲しみをもった人々に付き合うとしたら、「医学は、究極的に科学になりきれない」[4]と教えられていたからである。

医学は、特に医師は「医学は科学である」という医学教育を受けて臨床現場にでて科学者として診療を行なう。看護はそれよりだいぶ遅れて看護学という領域を打ちたて、「科学であらん」としてその学を整えてきた。いわば発展途上の看護学が、科学たらんとして、主観を排して客観に突き進む論述や研究の当時の状況に、「そうなのかな、本当にそれでいいのか?」という疑問を私は少なからずもっていた。その疑問を解いてくれたのが村上の先に紹介した言葉であった。これによって「看護は科学か、非科学か」に解答を得たように思った私だったが、葛藤はそう簡単には消えなかった。

現場の職位が上がっていくにつれ、医師との知の対立は私のなかでさらに続いた。そのとき「科学という知は、全て客観的で、主観を排したようなそのような非情な知なのかという問い返しが、これからさらに進んでいきますよ。科学に対する考え方がすでに変化してきていますよ」と教えてくれたのは、『ケア学—越境するケアへ』[5]を著した広井良典だった。ベナーとこのふたりの言葉は「言葉にしにくい、主観的な看護という知」を探求する私のベースになっていった。

看護は「ヒューマン・サービス」であるという特徴

看護は「対人サービス」という職業である。物の生産とは異なる特徴をもつ。人との関わりのなかで看護という専門的知識・技術を提供していく。提供されたその生産物は、「見えない」「触れない」、そしてやがて姿はその場・病院から消えていく。ヒューマン・サービスといわれる職業に携わっているのは、教師やホテルで働いている人たちをはじめさまざまな職種があるが、看護職が担うのは「ヒューマン・ヘルスケアサービス」である。看護職は職場のなかにひとが生まれるときから死の場面までが日常的にある、特殊な「医療という職場」に身をおくことをあえて選択した人々である。求められるスキルの中核には人間の身体と心の領域の両方に「関わる」ことが求められており、そのスペシャリストであるということである。

私は修士論文で、がんと対比して、社会のなかでとり上げられ方は少ない難病のＡＬＳ患者の闘病について、ライフヒストリー法で記述した。不定期ではあったが10年間の関わりを書き表した。私の修士論文の結論は、次のようであった。

「患者の疾患は年月を経るごとに明らかに進行していたが、患者の内部では年月を経て逆に『発展していた』。その検証は、10年間の訪問で見えた患者の変化を記述して、『死にたい』と言っていた患者が夫に『いまが人生のなかでいちばんしあわせ』と言った言葉からであった。10年という月日のなかでその変化は起きた。それはその変化を支援した人々がいたからであった。24時間、３６５日、どのような状況のなかでも何があっても『そばでケアを続けていた人たち』で、それはナースであり、家族であった。なかでも、患者のそばでケアを継続する病棟の定住者としてのナースの存在の意味であった」。

そのときの分析方法が先にも述べたように鶴見和子の「内発的発展論」だった。「内発的発展論」はもともとは、近代化論という社会の発展のあり方を、西欧モデルから脱し自国のあり方をそれぞれの地域の生き方に根ざした多様な暮らしを可能にするための理論として構築されたものである。鶴見は内発的発展論の定義を「地球上全ての人々の基本的要求を充足し人間としての可能性を十全に発現する条件を作り出すことであり、自己の社会の条件に適合するように創り変えていく発展のあり方を〈内発・自成の発展論〉」と論述していた。(6) ひとりひとり、個人にまず焦点を当てる「看護現場学」の方法論の原典ともいうべき理論となった。

帰納法と演繹法

次は、帰納法アプローチと演繹法アプローチについてである。看護実践を書くためには（実践知・暗黙知の見える化）、「認識」が重要であると気づいたときから、「認識」を意識するには人間の考え方、思考・論理の方法について探求しなければならなかった。見えにくい看護という知を、見えるようにしていく帰納的アプローチと、見えた後の思考・認識を筋道立てて整理していくことを通して他者に伝えていく演繹的アプローチが必要となる。

むずかしかったのは、看護というのは見えにくい知であるという特徴だった。その「見える化」の方法に行きつくのに、「実践知」という、たどれば哲学までさかのぼらなければならなくなったことである。アリストテレスが真実を知る方法としてあげたのは、①科学・理性的認識(エピステーメ)、②技術(テクネー)、③実践知・思慮(フロネーシス)、④智恵(ソフィア)、⑤直知(ヌース)、5つの知であり、これらはコンテクスト(文脈)への依存度により、暗黙知主体の技術知と賢慮的知識および、実践知と形式知主体の科学知・直知・理論知に分類されると、大串正樹は『ナレッジマネジメント』のなかで述べている[7]。看護は実践知の特徴をもつが、科学知もそのなかのひとつに過ぎなかった。しかし、その経過をたどるとプラトンまでさかのぼる。プラトンは日常的な理解は暗示的で、それとは対照的に理論は明示的で抽象的で普遍的で、医学は理論にもとづく技能であると、ヒポクラテスの主張を尊敬し経験則にもとづいたスキルは真の熟達ではないと除外した[8]。その流れは現代にまで脈々と流れていることに驚いた。

数字や言語で表現しにくい看護の知、実践知をどのようにして「見える化」していくかは、専門職を標榜している看護師としては避けては通れないのである。その方法として中心になるのが演繹法ではなく帰納法という人間の思考のあり方(推論)であるとわかったとき、ベナーの「臨床的知」「臨床的思考」の意味が解けてきた。そして「実践を導く認識」についても、「目の前の患者の現象」に目を向け、その意味を考え、よき看護に向かう思考法、臨床的思考法の基本となる帰納的思考法の重要性に行き着いた。認識の発展が実践の質的発展に関与していることから、認識の発展の「見える化」は、庄司和晃の「認識の三段階連関理論[9]」へとつながっていった。

「看護現場学」における認識の三段階連関理論と「看護の概念化」

①看護の質は認識に導かれる

看護は、専門職としてその実践の質の向上が求められる職業である。ならば、その質の向上はどのように自分にわかるのか、他者に見えるのか。

庄司和晃は「最終的に私たちの実践活動を動かしているのは認識という頭の働きである」と言い、その認識の論理を「認識の三段階連関理論」として表した。それは認識の発展の論理についての理論であり、さらに「この理論は、認識のあり方を抽象度によって、感覚レベル・表象レベル・概念レベルの3つの段階で捉え、この3つの間をのぼったりおりたり、あるいは横ばいしながらダイナミックな運動をしつつ、認識は発展する」ということを明らかにした理論である。

②認識の三段階

庄司は認識の構造として3つの段階に分けられるとし、それらの関係を**図3**のように表した。図4は、庄司の一般的な認識の三段階連関理論を、看護に置き換えて追加・修正して表したものである。

見えにくい看護の知をどうしたら「見える化」でき、実践の質的変化を認識できるか。この難問に、実践を導く認識の変化・発展をとらえることによって、「見える化」することができるのではないかとの考えに至ったのである。認識ののぼりが帰納的アプローチ、それは概念化のプロセスであり、認識のおりが演繹的アプローチにあたる。これらの3つの段階は、「のぼりは抽象化の過程であり、より一般的な認識を獲得していく過程であり、認識のおりは、具体化の過程であって一般論からの例証化であり、たとえば、わかりやすくいうと、などの〝きっかけ言葉〟を使って認識の段階をおりているのである。これらを意識的に使えるように鍛えるのが教育の仕事であり、教師は認識のあり方をつかんでいつのぼらせるか、どうおりさせるかを判断し指導することが重要である」と庄司は言う[10]。

③看護における認識の三段階

看護実践もこの認識の段階がわかれば、どの程度対象の理解ができているのかがわかり、次に理解と行動や技術が一貫しているか観察できるのではないかと考えた。「対象」に起きていること(看護体験)を、まずは受けとめ(観察)、感じ(感性)、何がどのように起きているかとらえ(思う)、さらに「看護」という本質、テーマに向かって自問自答(抽象化)

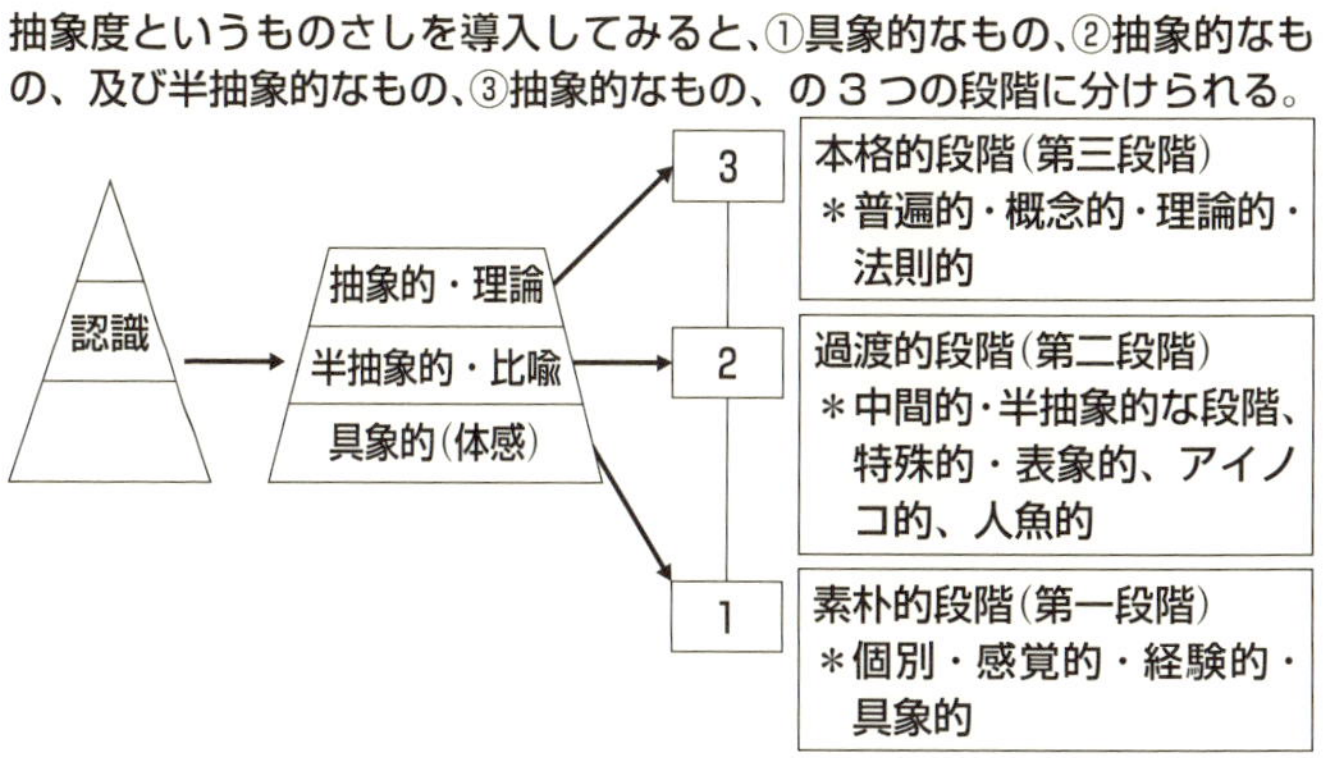

庄司和晃：認識の三段階連関理論，季節社，20ページ，1991．（一部修正）

図3　庄司和晃による認識の構造

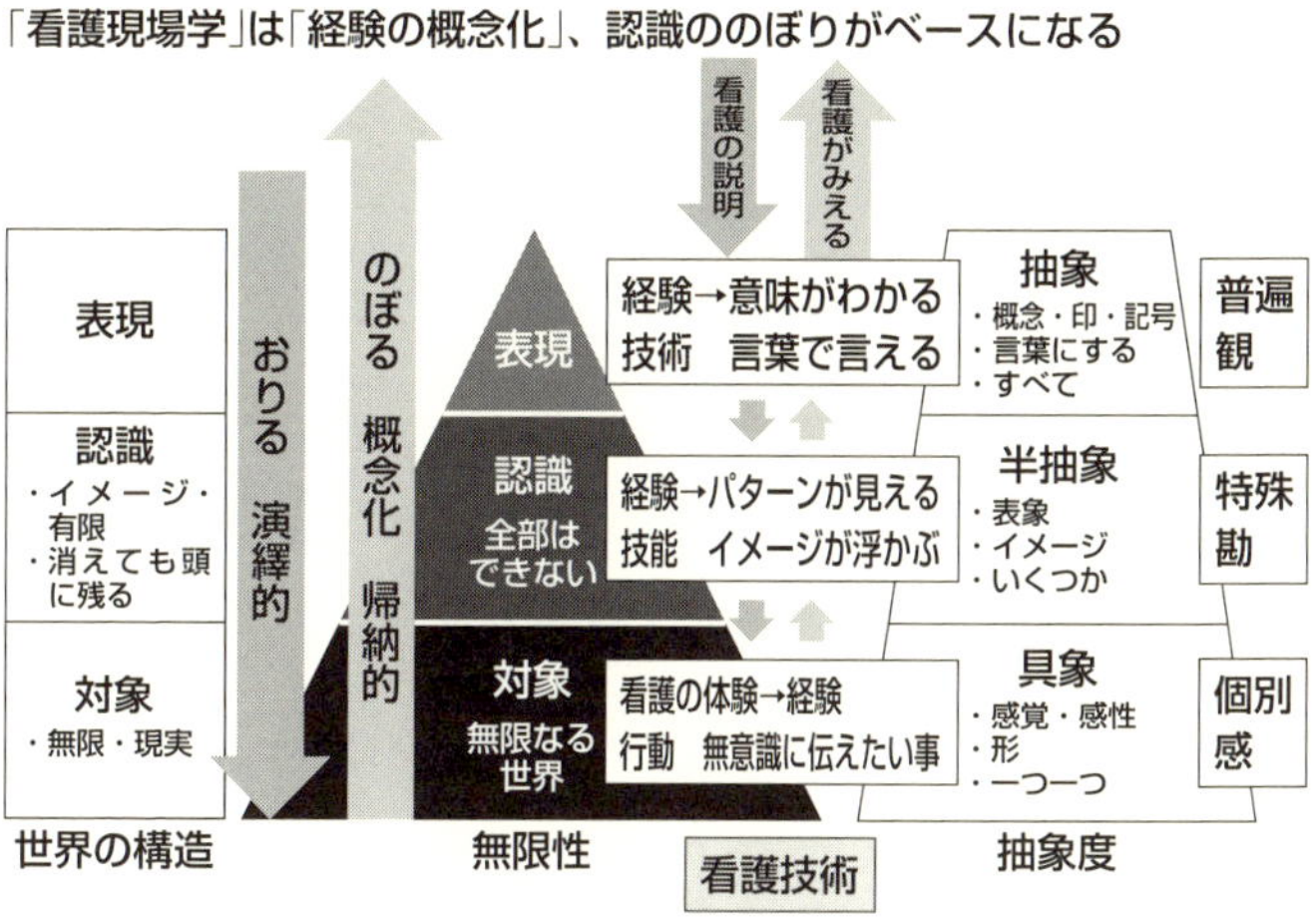

図4　「三段階連関理論」と「看護現場学」

し、看護に対する概念を広げ、考えを深めていく。そして広げて深めたことを言語化していくのである。

これは、経験から考えていく自己学習の方法であり、また先輩が後輩を支援していくときの、あるいは教員が学生を指導するときの教育方法としても活用することができる。単にスキルが向上した、というだけではない専門職としての成長は、実践を導く認識の段階をとらえることにより、他者が認識の変化を促すなど、意図的にその発展を促すことが可能となる。

看護の知がもっているあいまいさ、とらえにくさを知り、見えない認識の動きを三段階でとらえ、対話・コミュニケーションによって意識的にのぼりおりして、思考を発展させていくことが可能になる。

■コンテキストラーニング■

図1に示したように、第一の個人の内発的動機から学習へ、そして第二、第三へと循環して進んでいくうちに、これらが徐々に文脈となって見えてくる。これに最後までこだわり続けていくと、実践の論「私の実践論」になる（コンテキストラーニング）。この循環が大

切なのである。看護という職業を選択した者として、未来を進んでいくときの指針として、また専門職として自分なりの論を表わすことが求められている。

図2に示したように、「看護現場学」の構造は、臨床現場における理論と実践の統合をめざしたものになっている。それは実践して語り、記述して再認識～再実践をくり返していく。これらの往復循環が自由にできて、実践を導く認識の広がりと深まりを自他ともに感じることができる。私の修士論文は、私の看護実践論の生成過程であり、10年にわたる文脈学習のひとつの成果物であった。このようなプロセスを、仕事しながらナースたちがたどり、看護の手応えを実感できていく方法はないだろうかと模索してきた。

少しずつ仮説になってその形が見え始めていた。まず、4つの分野(124ページ図2)から導き出した内容を、「看護現場学」の基盤となる4つの原則と位置づけた。

「看護現場学」の4つの原則と定義

4つの原則

①スピリッツ―個人の知

内発的な動機・原点から継続される（内発的発展論）個人の原点（思い）からたどる、内発的動機が基点。

②実践共同体における実践という名の研究―チームの知

強い関心（現象を見つめる目）をもち続けて、実践、認識、探求、検証というプロセスを、仕事を通して仲間とともにくり返し、再認識～再実践の往復循環しながら文脈を形成する。看護探究の帰納法的アプローチ。

③内省・概念化を経て自らの実践論の生成へ—看護観から実践論へ知の醸成

内省を通して、関心領域の明確化から強みのスキルを生成し、やがて実践論生成により、継続的な知的内発力へと鍛えあげる。

④看護のプロフェッショナルとして関わりのスキルであるナラティブを続ける

自己の実践・看護の知の概念化を通して、プロフェッショナル・ヒューマンサービスの担い手として社会のなかで責務を果たす[11]。

以上の原則をふまえて、ひとまず「看護現場学」の立場から、「看護とは(看護の知とは)」について次のような定義を試みた。

■「看護現場学」から考える看護の定義■

看護とは、有形な〝ものの生産過程〟とは異なり、「看護師という専門職(人)が、患者・家族という(あるいは社会の)人たちとの相互作用によって生みだす、〝看護という見えにくく多様な形の知的生産品〟である。それは職業選択時から始まる継続的な内発的発展学習(経験学習)プロセスである」。

①無形で無限の、場を問わない生産形態

その生産品（看護）は「健康回復」という形や、あるいは「安らかな死」という形になるときもあるが、いずれも無形で多様である。

②生まれて、病んで、老いて、死にゆく人間の全生活過程や状況において生産可能

また、それゆえにあらゆる場面のあらゆる形で制作（経験）可能で、生産しうる可能性をもつものである。

③個別評価・パフォーマンス評価・真性の評価

その品質は、多くは目には見えないが、受けたものの満足に比例し、その反応をとらえることによって類推できる。

④制作（経験）とやりがいの連続性と文脈性

生産品（看護）を受けた人々の反応による満足は、制作者らに戻り、看護のやりがいと次なる作品の制作意欲につながっていく。

「看護の概念化」の方法

実践とは、実践したことを表すため「話すこと」「書いて伝えること」「それを残すこと」までが含まれている。私の課題は、「看護は実践の科学であること」「実践は認識に導かれること」、そして「実践を導く認識と実践の一貫性と統合が看護の技術である」ということ（自己の看護論を生成すること）を、ともに働くナースたちに伝え、この看護の技術を一緒に追求することであった。ここまで、私は自分がどのような思考を経て、自らの看護論を生成してきたかを語ってきた。そして、それを「看護の概念化」の方法として整理したことを、次に述べたい。

「看護の概念化」（知の広がりと深まり）は、**表6**のようなステージを踏んで行なう。概念化にはこれらのステージがあることを頭に入れてワークショップを行なう。いろいろなや

表6 「看護の概念化」(知の広がりと深まり)の各ステージ

	ステージ	テーマ	概念化プロセス
第1ステージ 個人	1. 想起(思い出す)**現象**(認識の一段階)	忘れられない人、記憶に残る場面記述。**看護現象の想起〜記述**	**関心のあることが記憶されている。感情が伴うと長く記憶される**
個人	2. 内省(振り返る)	なぜ忘れなかったのか? **リフレクション・メタ認知**	自問自答するなかで徐々に見えてくる
個人	3. 看護のフォーカス **構造・表象・半抽象** (認識の二段階)	**看護の関心の焦点化**	記憶のなかに埋もれていた知の掘り起こし〜テーマへ
個人	4. 知の醸成	・知の広がりと深まりを追記する	・語って、書いて、知の醸成
個人	5. 看護観 **本質** (認識の三段階)	・未来へ向かって、新たに展開	・文脈になってつながった看護のこだわりを短く表現、表明する
第2ステージ 仲間	6. 仲間との語り合い	・語る・語りを聞く・反応を返す **"知の相互作用"**	・言語化・概念化 ・他者に伝える〜知の広がり〜深まりへ
仲間	7. 知の交換・交流	・知の方向性の定まり〜価値共有へ	・チーム全体へ浸透 ・文脈となる
第3ステージ 全体	8. 組織学習へ	・文脈学習による価値の共有	・進化・発展し続ける組織〜社会資源となる
全体	9. 社会のなかで活用される	・社会共通の資本	・あらゆる場所での社会資源"スーパージェネラリスト"

り方があると思うが、まずは基本となる方法（基本形）から始める。対象や目的によって何通りかのやり方があるので、それぞれの特徴を押さえて各施設や仲間と試みてほしい（**表7**）。

方法	変化・成果
1)忘れられない患者の記述とナラティブ(個人とチームの相乗効果) 2)記述と語りを通してこだわる看護の明確化(拡散～収束へ) 3)明確になったこだわり(領域)を未来に向けて「強みの看護」へ発展	(1)個人の記述とチームでの語り合いを通した知の相互作用により、「知の広がりと深まりを実感することから、大切にしていた看護の知の発見」 (2)こだわる看護(テーマ)の継続的意図的発展法(創造へ)がわかる→私の実践論へ向かう
1)個人の日常の業務の記述から、チームでの業務へと統合し命名する 2)看護業務を抽象化して表現する 3)ゴールを表現する	(1)業務が「看護」へ変化していく過程を実感することで、日常業務を「看護業務」に転換できる (2)目的達成行動に変化
1)日常の現象場面から「感じたこと」「疑問に思ったこと」を「事象・現象ノート」に記載 2)記載内容をチームで話し合う 3)本質(良質な看護)に照らして、問題解決するために検討する	(1)日常の現象に敏感になり問題意識へと変化できる (2)看護の目的達成(本質)に向けて現象を見つめなおす(内省)習慣ができる→チーム思考へ
1)優れた技の持ち主を探索し、推薦する 2)優れた技を披露する場を設定する 3)看護の知の共有～交換～拡散する 4)見えにくい看護の知について学び合う	(1)周囲の暗黙知の技に敏感になる (2)互いの技を意識し合い学び合う実践。共同体創りにつながる (3)コンテクスト(文脈)の共有～創造へ
1)組織全体(多職種)の技の持ち主や出来事を互いに発表し合う場の設定 2)できていることをチームや部署で探索し、他者・他部門に表現する	(1)いまできていることを表現したことや他チーム・他部署の発表を通して「チームの知」「組織の知」の自覚ができる (2)暗黙知～形式知へ循環が活発になる (3)学習する組織へ変化する

表7 「看護の概念化」の方法

名称	目的・対象
基本形 **ナラティブ・ストーリー法** (看護の知の発見と創造)	**目的:忘れられない患者の記憶からテーマを導き出す** ・個人およびチーム
ワークプレイス法-1 (仕事学習法) ゴール探索法	**目的:看護現場の拡散した看護の知の見える化により現場での実践と理論との整合性を図る(収束的思考へ向かう)** ・チーム
ワークプレイス法-2 (仕事問題解決法) 事象・現象~本質探索法 (武田総合病院*考案)	**目的:現場の事象から本質問題を探求する** ・チームおよび組織全体
ナレッジ交換法 (知の交流法)	**目的:見えにくい看護の知をチームで発見し合う** ・チームおよび組織全体
ナレッジフェア法 (知の祭典法)	**目的:部署・部門を超えて知の交流をし合う** ・組織全体

*京都市にある総合病院で、看護現場学を用いて教育の体系化を図っている。
現場の問題の見える化の方法として日常的に行なわれている。

「看護の概念化」の各ステージと「概念化」のプロセス（表6参照）

■個人での記述（知の掘り起こし～見つめる）■

さまざまな実践経験は、長い経験のなかで各自の個人のなかにある認知の仕方（枠組み・価値観）で取捨選択され、既知の知識に関連づけられながら情報が記憶として残っていくものである。記憶に残されたことは、記憶の主体が何らかの関心によって捨てなかった情報であり、記憶のされ方も曖昧なものから、明確なことまでさまざまな形をとる。

看護現場学は、上記のような「個人に銘記」された記憶の片鱗を、「一番忘れられない患者さんを想起」（パラダイム・ケースにあたる）し、表象化を通して概念化、言語化していくプロセスである。なぜ一番忘れられない患者なのかは、その人にとって看護専門職としての責務（看護）を果たした、あるいは果たし得なかった患者として長い間記憶に残している人といえるからである。

そのプロセスは、無意識に推論プロセスを経ている（無意識的推論[12]）。その推論は主として「帰納法」であるが、過去の知識などが影響しないことはあり得ないので、正確にいえば「帰納法と演繹法の両方を用いて」その記憶をたどっていることになる。

■仲間との語り合い（知の相互作用）■

個人の記述したものをもとに小グループで「語り合う」。最初は記述したものを中心に語っていくが、何人かが語ったあとは、自然に記述以上の語りが加わり、より「物語化」していく。記述以上の内容が加わることの意味、即ち「書くこと」と「語ること」の違いを、語り合いを通して実感する。

諏訪正樹は人工知能学会誌のなかで、「書くことは収束的思考法であり、語りは拡散的思考法であり」と述べている。[13]書くことによってそぎ落としたことが、語る・語り合いによって再度広がる。広がった知を意識したらその広がりと深まりを文字にして加えることがなかったら、せっかく深まった知はまた消えていくことになるのだ。この「拡散（実践）と収束（書く）の共促進構造が『感性を磨くためのプロセスの基本構造』であり、現象学的知覚への構造である」と諏訪は言っている[14]。

関心分野の見える化（知の焦点化・テーマ化）

前記のセッションを終了した後、広がり、深まった自己の記憶からの「看護のこだわりの知」について、「命名（ネーミング）」する。現象レベルの記憶から、徐々に仲間の力も借りて、これまで見えていなかった大切にしていた看護について、見えてきたことを自問自答する。そして、このことは「看護の領域で言うと、どのように言えばよいのか」と関連の領域について言語にする。最後に「自分にとって一番忘れられない患者さん」の記憶はどのようなストーリーであったのか、自問自答を経て要約しながら、短い言葉でテーマとして表現してみる（主題分析に近くなる）。

テーマとして表現することで、こだわったことはこれから先「自分が未来に向かってこだわり、大切にしていきたい看護の知」であったことが筋道になって見えてくる。テーマは、自己のなかでさらに磨き続けることにより、どのような状況や場面であっても「私の看護の本質」として毎日の看護現場で起きる現象・事象を考えていく際の拠り所となる。

考え続ける、書き続ける、そして実践論の生成から活用へ（知の継続性・循環性）

忘れられなかった患者の記憶から浮かび上がって記述したことは、この1回で終わるわけではなく、むしろ始まりである。その後の「仕事を通して、見たこと、見えたこと、感じたことを反芻（熟考）しながら、さらに概念化して言語化を続けていく」ことが重要である。想起した記憶は、その過程のなかで何度も書き換えられ、再構成されていく。つまり事実を超えて、自己の知識体系のなかで再構築されていく。それは「持論」となって、自己の未来の実践を導く「実践論」になっていき、経験のなかで更新されていく。

記憶された患者との関わりは、仲間に語り、仲間からの応答を経て、最初の「こだわる看護の明確化のプロセス」となる。ベナーは、「看護ナラティブは、実践における臨床探求であり、実証する可能性を広げる」と言っている。[15]この後の段階で、個人の「実践を通して、考えることから書き続けること」の継続が重要となる。未完成の「実践論」の原型ができあがり、この後、継続することをあと押ししてくれる。

実践論は、以後の自己の看護実践を導く「本質」となって、弁証法の「正―反―合」と同様に「現象と表象、そして本質」への、のぼりおりを通して「よりよき看護」への道しるべ（基準）となっていく。それはまた終わりのない生涯学習へと進化発展していく。

以上のことをもとに，「看護の概念化」法の基本形をはじめ，さまざまな場面での方法の具体的な進め方については第５章で述べる。

●引用・参考文献

(1)齋藤佳子、陣田泰子、廣島のぶ子：看護の強みを引き出す実践型概念化方法の開発、日本看護学会抄録集(看護管理)、387ページ、2008。
(2)市川伸一：考えることの科学、131〜132ページ、中公新書、2015。
(3)パトリシア・ベナー、井部俊子他訳：ベナー看護論—達人ナースの卓越性とパワー、医学書院、1998。
(4)村上陽一郎：人間と科学との対話—病気との対話、看護教育、17(9)、591ページ、1976。
(5)広井良典：ケア学—越境するケアへ、医学書院、2000。
(6)鶴見和子：内発的発展論の展開、筑摩書房、1996。
(7)大串正樹：ナレッジマネジメント—創造的な看護管理のための12章、198〜199ページ、医学書院、2007。
(8)パトリシア・ベナー、早野ZITO真佐子訳：ベナー 看護実践における専門性—達人になるための思考と行動看護管理における専門性、4〜5ページ、医学書院、2015。
(9)庄司和晃：認識の三段階連関理論、季節社、1991。
(10)(9)に同じ。
(11)島津望：医療の質と患者満足—サービス・マーケティング・アプローチ、千倉書房、2005。
(12)市川伸一：考えることの科学、131ページ、中公新書、2015。
(13)諏訪正樹：シナリオ創発の認知的裏付け—言語化と現象学的知覚の共促進構造、人工知能学会誌、20(1)、34〜39ページ、2005。
(14)(13)に同じ。
(15)パトリシア・ベナー博士特別寄稿：臨床状況の教室への導入と、知識取得と知識使用の統合のためのナラティブ教育法、月刊ナーシング、37(12)、2017。

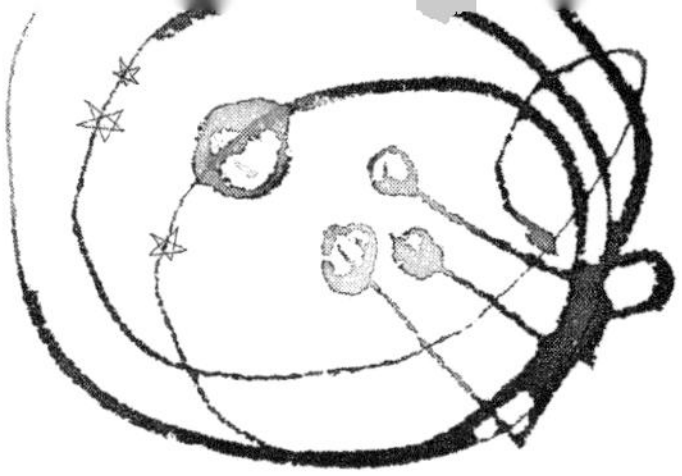

第5章

「看護現場学（看護の概念化）」の方法

方法その1

ナラティブ・ストーリー法（「看護概念化」の基本形）

「一人称のナラティブは、自然に生じた状況を使って、帰納的で倫理的懸念と善の概念を詳説する」[1]。「ナラティブの記憶と、実際のできごとをストーリーの形で語り、それを、繰り返し語ることは、それを物語ることが必要となるような、懸念が存在していることを意味する」[2]

目的

忘れられない患者の記憶から、無意識にこだわっていた看護について意識化し、概念化を通して「看護の知の広がりと深まり」を促進する。未来・将来に向けて磨き続けていきたい自分の看護が明確になる。

■方法■

特徴：個人個人で、自分のこれまでの看護をふり返り、忘れられない患者について記述し、その後、チームでの語り合いを通して無意識だった「大切な看護」について言語化する(見えにくい看護の知の、「見える化」の方法)。

【第1ステージ(個人の知)：看護の概念化シート(図5)に記載する】

書くことによる概念化の促進

①いままでで一番忘れられない患者の記憶をたどる。(現象の記述)
②なぜその患者が忘れられないのか自問自答する。(内省)
③看護の何が気がかりだったのかふり返り言語化する。(看護の領域などを表現してみる)
④①～③をふり返ったなかで、浮かんだこと、見えてきたこと、何でも書く。
⑤最後に「現在、自己が大事にしている看護」について記述する。

＊無理に書こうとすると書けなくなるので、メモでも箇条書きでもよい。浮かんだことを看護の概念化シートの順に書く。

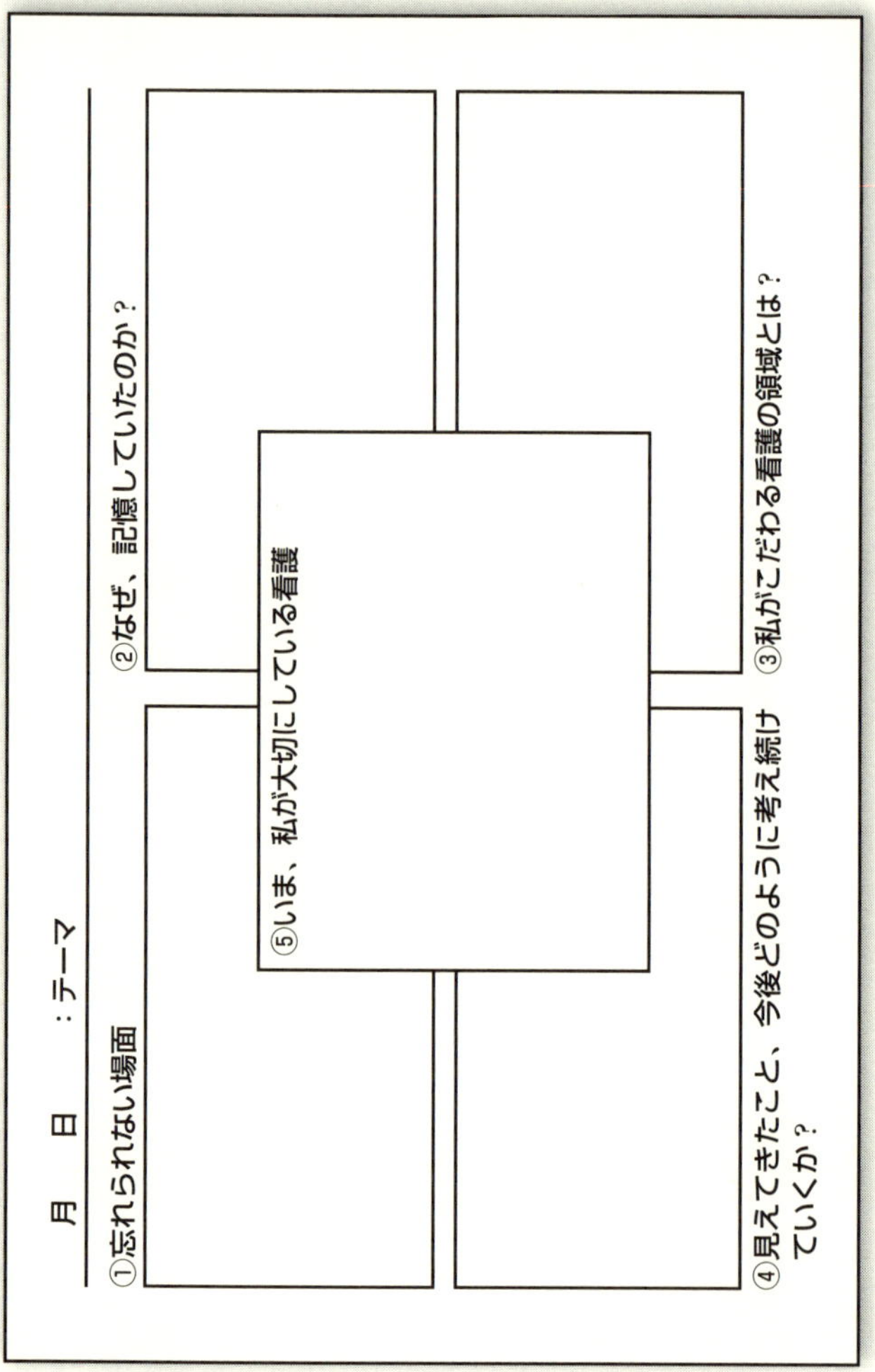

図 5　看護の概念化シート

【第2ステージ(チームの知):仲間とのナラティブ(語り合い)】
知の相互作用 ―― チームの知へ

①記述した看護の概念化シートをもとに、順番に仲間にナラティブする。
②初めは語り手も聞き手もぎこちなかったりするが、徐々に語りに耳を傾けるようになり仲間になっていく。その過程を観察する。
③互いに知の相互作用が活発になり、看護の概念化シートに書いていないことも話し始めるようになる。
④各メンバーの語りが終わってから、チームの第二の語りが始まり、知の広がりと深まりが起こる。

【第3ステージ(全体への知の広がり・深まり)】
チームを超えて全体の知の相互作用が生じ、お互いが価値を共有する仲間になる

①ナラティブした事例は、「うれしかった記憶」だったか、「心残りの記憶」だったか思い起こす。ファシリテーター(この方法を経験した人がアドバイザーとしているとよい)が全体に何年前のできごとだったのかなど確認する。
②ファシリテーターは知の広がりと深まりが起きていたと思われるチームに行き、皆の前

でナラティブを依頼する。全体で2〜3人に依頼し、語ってもらう。
③何人かの語りのあとに、各チームで話題になった「語り合ったこと」について想起する。忘れかけていた話題について、チーム全体で記憶をたどる（用紙に書く、メモ程度でよい）。
最後に、語り終えたあと始まったチームの知、つまり語ったことに「名前をつける」→名前がつかないと「ただの雑談」となってしまうので、知が広がって深まっているにもかかわらず、また意識できずにそこで消えてしまう。→看護の知の広がりと深まりを誰かが気がつかなければ、また言葉で表現できなければ「ただの話」で終わってしまう、実はこの状態が日常であることを全体でワークを通して実感し理解し合う。
「経験したことを概念化から言語化」することの重要性と、その前に「看護の知」を感じとる人がいないと、「その話が重要なこと」と思えない。現象への気づきの感度→それはチームの感度へとつながり、組織へと広がっていくはずであるが、スピードが求められる昨今では、「看護の知」になる前にたちまち消えてしまうことになる。

【第4ステージ：再び個人の知へ】

①広がったチームの知を手がかりに、看護の概念化シート（図5）に戻り、記述した以上に

語ったことの記憶をたどり、看護の概念化シートに追記する。このとき、文字の色を変えて、初めに書いた色と違う色にして「知の広がりと深まり」が起きたことがあとでわかるようにする。

初めに語ったままでは1色であるが、仲間との語り合いのなかで広がり、深まった知を文字で残すことの意味を再度確認し合い、2色の看護の概念化シートを作成する。

②2色になった看護の概念化シートを見て、以後は各自で3色、4色へと広げて、深めていく。最終の形は各自で作成していく。完成はそれぞれであり、個人が責任をもつ。

【第5ステージ：ネーミング】

長い間、無意識でも記憶に残っていたことの出来事（事例）にネーミングする

①看護の概念化シートの3番目の「こだわる看護の領域」について明確にしていく。現在はベナーの「看護ケアの実践知」の「実践領域分類」を用いているが、何でもよい。また、自分で作成してもよい。

②曖昧だった記憶からたどった気がかりが、どのような看護の知だったのか、言語化したものから見えてくる。ナラティブしているなかで、徐々に文脈として過去の記憶が現在の自己の大切にしている価値につながっていることに気づく。

【第6ステージ：看護の概念化シートの謎解きを行なう】

認識の三段階（特にのぼりの帰納法）について理解する

①記述した看護の概念化シートがどのような仕掛けになっていたのか「認識の三段階について」理解する（図6）。

②看護の概念化シートの忘れられない患者の記述は認識の一段階目の「現象の記述」、2つ目の四角は「内省」、3つ目の四角は認識の二段階目であり「こだわる看護の領域について考える―名前をつける」、次はこれまでの3つの四角を行ったり来たりしながら考えてきたことを4つ目の四角の「知の広がりと深まり」に記述する知の醸成である。最後の真ん中の四角は認識の三段階目の本質にあたる。それは「良質な看護の提供」であり、ひとりひとりがそれを表現した言葉「自己の看護観につながる大事な看護についての言語化」だったことを理解する。

③この看護の概念化シートは「認識の三段階」に連動しており、「現象・具象レベル」から認識の二段階目の「表象・構造レベル」へ、最後の真ん中の四角は「認識の本質レベル」になるようにガイドされている。このののぼりが、認識ののぼり、すなわち忘れられない患者からたどった思考の方法、「抽象化のプロセス」であり、「看護経験の概念化」だったことを、実際に記述した看護の概念化シートを横において照らし合わせながら理解する。

実践を導く「認識」の発展とはこのようなプロセスだったということを、記述と語りのワークを通して理解する。

【第7ステージ：忘れられないストーリーにテーマをつける】

①自己の一番忘れられない患者のストーリーにテーマをつける。
②このとき、第5ステージでネーミングしたものをキーワードとして挿入すると、テーマ化しやすい。
③テーマが記入できたら、次にこれまでの「看護の領域は何だったか」「ストーリーのテーマはどのようにしたか」「自己の大事な看護について見えてきたので、これから自分はこのテーマを〈強み〉に変えていくために未来に向かってどうしていくか」について、看護の知を記述する。未来に向けた意志表明となる。

【第8ステージ：仲間にテーマを伝える】

知を広げ、深めてくれた仲間・チームへ感謝をこめて考案したテーマを伝える

①第7ステージで記述した3つのことを、仲間に伝える。
②仲間がしっかり聞いて反応を返してくれたことにより、知の広がりと深まりが起きたこ

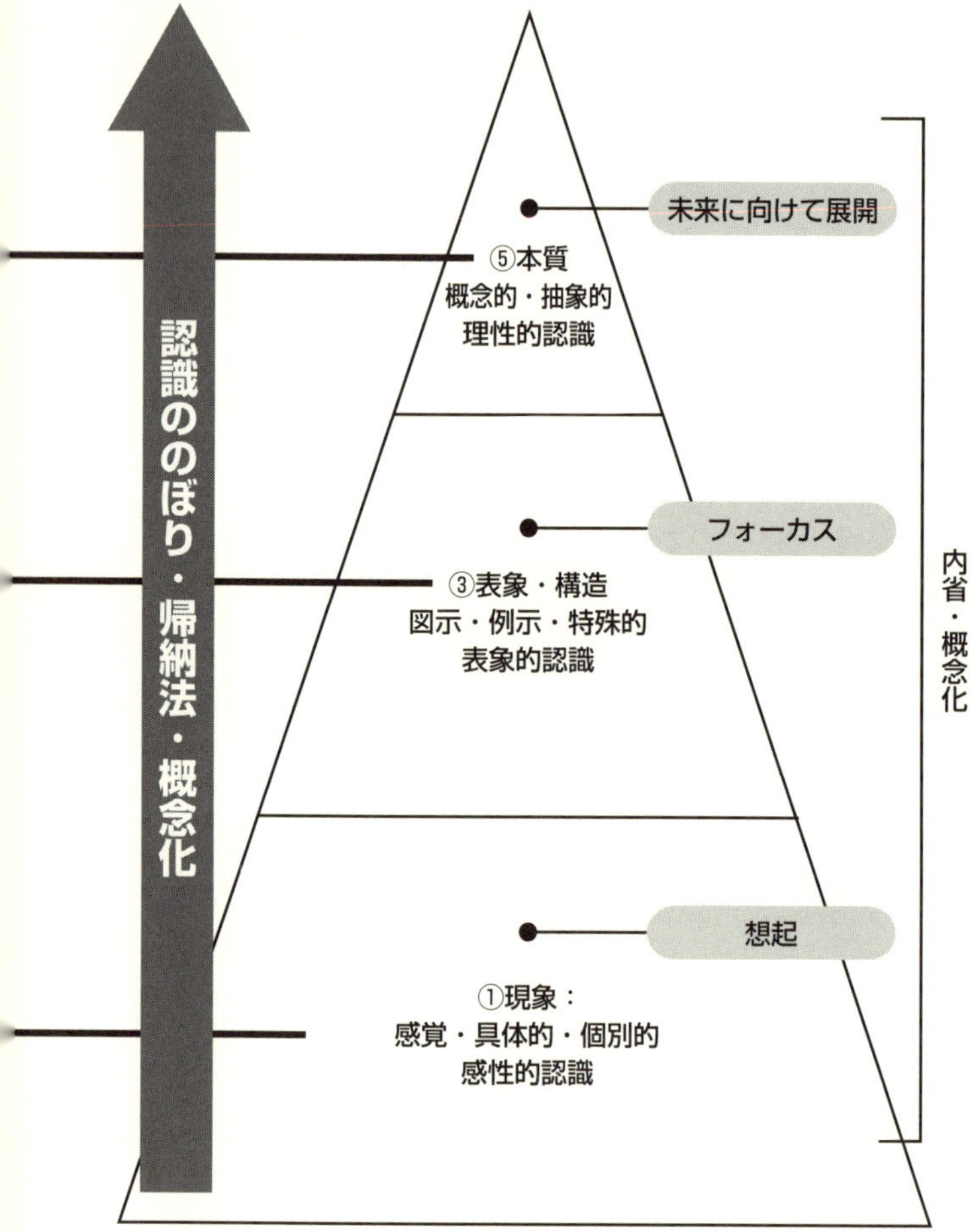
認識ののぼり・帰納法・概念化
未来に向けて展開
⑤本質
概念的・抽象的
理性的認識
フォーカス
③表象・構造
図示・例示・特殊的
表象的認識
内省・概念化
想起
①現象：
感覚・具体的・個別的
感性的認識

認識の３段階

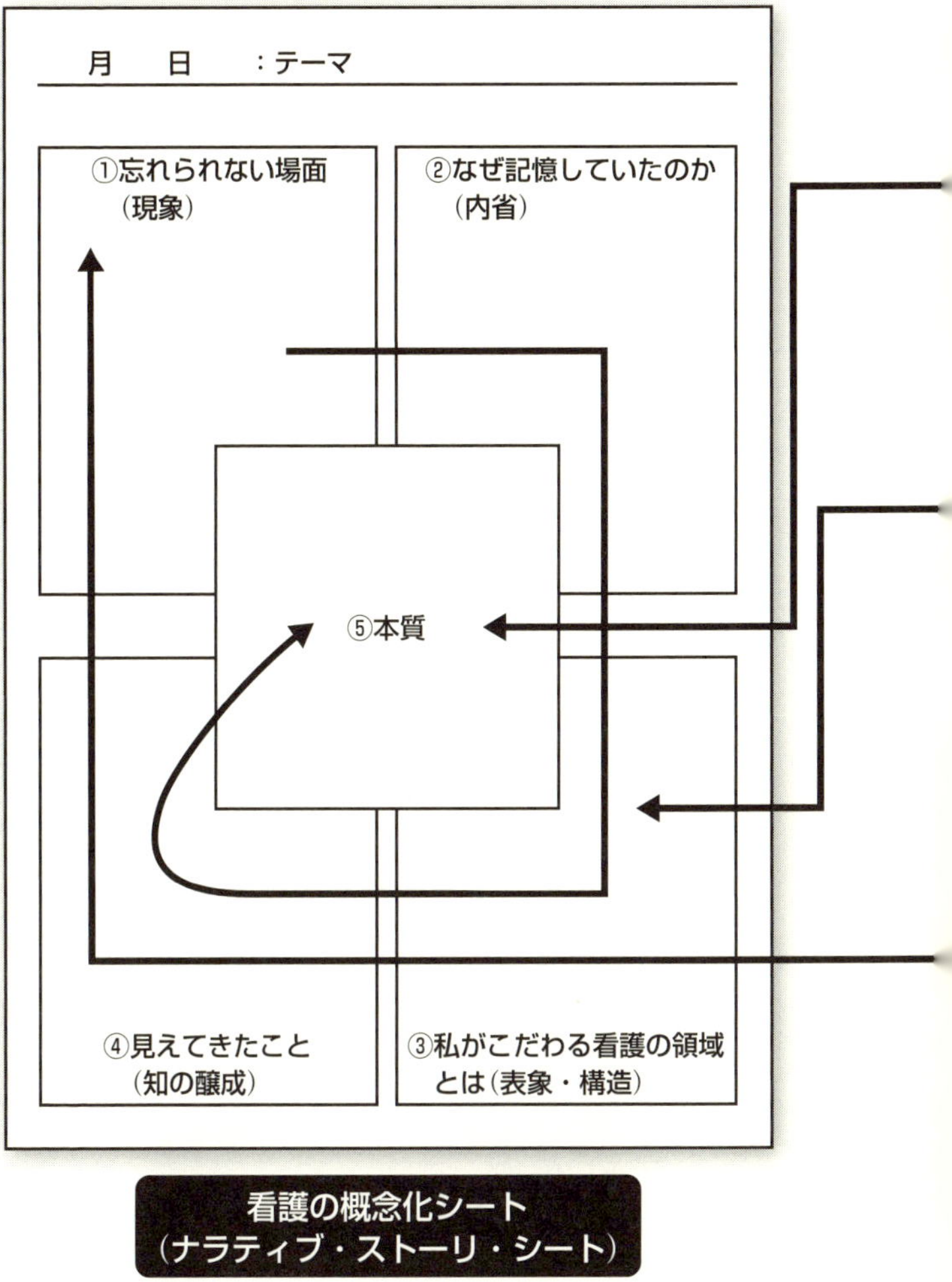

図6　看護の概念化シートと認識の三段階との連動

とに感謝し、これから先の自分の「強み」として継続していく看護実践について言語化して伝える。

③このワークをふり返り、職場の現状とつなげて思いをはせる。さらに今回チームで感じたこのような知の広がりと深まりが職場で起きるように、「実践共同体づくり」について考え続けていくことを確認し合う。

■成果■

「忘れられない患者の記憶」を通して、過去の実践の気がかりとなっていたことやうれしかったことを想起し、内省と概念化することで、そのできごとを長い間記憶していた意味が見えてくる。意味づけられ、言語化していくなかで大切にしていた看護の価値が明瞭になる。「概念化」により広がりと深まりをもった看護を、さらに言語化を続けていくことで「私の実践論」として生成することができ、未来・将来へと看護を継続していく際の「認識と実践の一貫性をもった拠りどころ」となっていく。

方法その2
ワークプレイス法（仕事学習法）

「看護現場学」におけるワークプレイス法は、「職場における看護現象の概念化法」である。形式知・暗黙知が交じり合ったさまざまな現象が起きている看護の「場」において、概念化を進めるための方法である。看護現場は知の拡散状況である。毎日がまるでジグソーパズルの外れたピースを埋め込む作業をしているような臨床のなかで、目標を見すえてひとつひとつピースを埋め込むことによって徐々に全体の絵が見えてくるイメージである。

基本プロセスは、①個人→②チーム→③全体へと3ステップで進める。基本形と同様なステップ・方法である。

■目的■

看護現場（ワークプレイス）の拡散した知を「見える化」することにより、チームが向かう方向とゴールが見える（収束）。現場の実践とめざす方向（理念）の筋道が明らかになる。

個人、あるいはチームメンバーの仕事・業務内容の記述を通して、命名（言語化）することで、個人およびチームの役割・ミッションについて意識して行動することができる。

■方法■

日常の業務の記述を通して、個人およびチームの役割とゴールを表現する。

【ステップ1（個人の知）：現象の記述】

日常の業務を思い出し、個人で用紙（何でもよい）に私の日常の業務を記述する。書き方は自由。自由な書き方のなかに個人の認識が見える。

【ステップ2（チームの知）：現象から表象・構造レベル（認識の二段階目）へと抽象化】

5～6人で1グループとなり、個人の記述を情報共有したのち、「チームで、私たちの日常の業務」へとまとめていく。私たちの日常の業務として記述したら、似ている業務をまとめてグルーピングし、ふさわしい名前をつける。「共通性」という認識に至らないとお互いの個別な業務を羅列し続けることになる。認識の二段階目にのぼれないことになる。

【ステップ3（ゴール）：本質、めざすビジョン】

最終的に日常の業務は、何を行ない何に向かっているのか、ステップ1～ステップ2、そしてステップ3はそのゴールをチームで考え明文化（テーマ）する。

＊ステップ1の「日常の業務（外れたピース）」の記述は個人で行なう。ステップ2のグループワークでは、個人個人でバラバラに記述された業務をどのようにまとめていくか、それぞれの記述したものや意見に迷いながら、また、チームとして「私たちの仕事とはいったい何か？」と考えながら「まとめ方」を決めていく（合意形成）。このとき重要なことは、認識の二段階へのぼるためには「似たものを集める」ということと、集めた似たもの同士をどのように表現していくかということである。まさに自分たちが行なっている日常の当たり前の仕事をどう表現していくか、ということになる。それ

は当たり前すぎてむずかしいことでもある。

看護管理者のワークであれば「管理」の視点からの表現になるとスムーズに進んでいくが、「私たちの仕事」という意味がグループ内で熟慮できてないと、なかなか合意できず(抽象化できず)に、「現象レベル」から離れられないため時間ばかりかかることになる。

ステップ2の似たもの同士にネーミング(カテゴリー化)できれば、次のステップ3のゴールの意味が解けてくる仕掛けである。

最後にグループの制作物を壁に貼り出し、お互いに違いや共通性など、意見交換する。

【終了後のふり返り】

終了後、グループで「ふり返りの時間」をもつ。いかに日ごろ現象レベルでの作業ばかりになっているかについて話し合う。「何を実践しているのか」がわかるためには、その行為、作業に自分で名前をつけなければただの業務で終わるが、名前をつけて、たとえば「人事管理」という領域が浮かべば、「看護管理のなかの人事に関する仕事をしていた」ということが自分のなかで見えてくる。

ただ忙しく身体を動かすだけでは、「看護の業務」にはならないまま、「業務」で終わってしまうことの意味をメンバー間でふり返る。せっかく「看護の知」を実践していても、そこに名前がつけられなければ、暗黙知のまま「忙しい日だった…」と、看護管理を行なっていた実感もなく、やがて記憶からも消えていくことになる。

成果

日々の業務は、めざすゴール(理念・目的)に向かってつながっていること、またつなげていくことの重要性が理解でき、その具体的行動ができる。ゴールに向かって意識的に認識の三段階をのぼるための支援ができる。

方法その3
ナレッジ交換法

ナレッジ交換法は、ナレッジマネジメントをベースにして看護場面における「看護という見えにくい知の見える化の方法」である。ナレッジ交換会のアイディアは、『コミュニティ・オブ・プラクティス―ナレッジ社会の新たな知識形態の実践[3]』に記されている、ナレッジフェアにヒントを得た。「看護の技術が技レベルにあると思われるナースを探し、その技に潜む看護の知（ナレッジ）をお互いに学び合おう」と企画したものである。この方法は、2002（平成14）年頃より聖マリアンナ医科大学病院で実践していたものである。組織内で埋もれている看護の優れた技を見出す方法として委員会（当時は人材活用委員会が担当していた）を中心に実施した（178ページ参照）。

この方法を実践するためには、優れた技をもっている人がいることが前提となるが、それを見出すには優れた技と認識できる人、つまりそれを見つけだせる人がまず必要である。そしてさらにその前に「何が優れているのか」という組織全体の「看護の『優れたもの』とは、という概念・理念が浸透していること」が必要である。重要なことは、看護師たちのなかに「看護の価値」が共有されていることが出発点になる。

目的

専門職であるナースは、経験のなかで培ってきた看護の知をもっている。しかしそれは見えにくい暗黙の知という特徴をもつため、その「見える化」が必要になる。他者からの推薦という形を通して優れた看護の技を実践している人を見出し、共有することにより看護の知の浸透を図る。また、その知を組織全体で活用する。

方法

人材活用委員会を発足させる。委員は、自部署(自部署にこだわらなくてもよい)で、優れた技を実践している仲間を推薦する。推薦された人(ナレッジワーカー)のもとに委員会メンバー(主催者)が訪問し、2～5回の面接を行なう。推薦された人は自分の実践する看護のどこが優れた技なのかを自覚しつつ、その看護の技を具体的にまとめる。委員会は「ナレッジ交換会」で発表できるまで、ナレッジワーカーを支援して関わる。

【ステップ1（知の発掘）：思いを引き出す知の技法】

「各部署で優れた技をもっている人」を師長会を通して募集する。各部署で推薦できる人がいたら用紙に記述し委員会へ提出する。委員会メンバーによる面接を経て、「ナレッジ交換会」で発表できるまでしっかり聞き、知を引き出す。本人が「優れている」と自覚していない場合が多いので、引き出すための関わりの技法が必要である。委員会メンバーは、ふたり一組となって面接する。こうすることで、委員会メンバーのなかでも先輩の優れた面接を観察する場面にもなる。

・ポイント① 日常の当たり前の実践に目を向ける
・ポイント② 誰にでも大切にしているものがある
・ポイント③ 知識を発掘するのは、意外と容易ではない（訓練を要する）

【ステップ2（知の共有）：思いを伝える知の技法】

何回かの面接を経て、推薦された人は、「無意識」に行なっていた看護が、他者から見れば優れていた、だから推薦されたと徐々に実感してくる。本人にとっての問題は、発表するにあたって、それを整理しまとめていくプロセスである。本人は自覚していないことが多いので厳しいプロセスであるが、そこに委員会メンバーの支援があることで、パワーポイントなどにまとめあげるまでを頑張ることができる。

ステップ2は、それらのプロセスを経て委員の見守りを受けながらひとりで発表する場面である。委員会メンバーは、大会場では知の交流がしにくいので、40~60人が入るくらいの会場を探す。さらに講義形式とは異なる知の交流が行なわれ、さらに知の共有へと向かう場になるようにセッティングする。多くの場合、発表者の部署の上司や先輩・同僚が応援に駆けつけてくれるので、終了後記念撮影などを行なうのもよい。仲間からの支援・応援を感じるひと時となる。

・ポイント① 看護の知を共有する場を創る
・ポイント② 日常の困っていることを見逃さない
・ポイント③ 知るに至る理由のなかに思いがある

【ステップ3(知の実践):学び合える日常のあり方】

ナレッジ交換会終了後3か月ごろ、委員による発表者へのフォローアップを行なう。この目的は「ナレッジ交換会で得られた知が、その後、拡散と浸透がセクション内で起こったかどうか、上司を交えて本人と面談会をもつ」ためである。
・ポイント① 「優れた技」という自覚と技の練磨の状況
・ポイント② ほかのスタッフからの反応など、自部署内の知の拡散、浸透の状況
・ポイント③ 上司からみたナレッジワーカーの変化と部署内の変化への思い

ナレッジ交換会の開催は、看護部組織全体への「看護の技への関心と仲間の技への関心」につながり、「優れた技」への組織全体の感度が高まる。それは、たとえば、当時の聖マリアンナ医科大学病院看護部のことでいえば、看護部理念であった「コア・ケア・キュア」の実践を通して「回復の促進を図る」というゴールに向かっているか、という問いかけへの応答になった。

この方法は、トップマネジャーとして、以下の課題に有効であった。
・ナレッジを引き出すビジョン
・成長するための多面的な支援
・仕事を通して学び合える日常と仲間づくり
・スタッフひとりひとりの力を引き出す

このためには、マネージャーは、①日常的にビジョンを語り続ける、②スタッフに実現させて成長をともに喜ぶ、③結果をあせらずじっくり時間をかける、ことが大事である。こうすることで、組織内の知識の活動性、流動性が高まり、全体の看護の知への関心が深まり実践が質的向上に向かう。

■成果■

看護の知、つまり暗黙知の部分が多い知は、多くは暗黙知のまま人の信念や熟練などに埋め込まれている。しかしそれは、文脈（時間・場所・人の関係）のなかで生き生きと立ち現れてくる。人と人との間で文脈を共有することで、暗黙知は形式知になり、ふたつの知の循環が活発になる。

方法その4
ナレッジフェア法

ナレッジフェアとは、知識推進活動として行なわれるナレッジマネジメントの手法であり、さまざまなコミュニティ・メンバーと交流を図り、意見を交わしお互いを知る機会とする方法である。「活気を生み出すための設計」としてメンバーの情熱と参加を促す。これを看護の場に置き換え、「看護の知の祭り（フェア）」として実施したのが、この方法である。

■目的■

看護部内、または部門を越えて「自部署・チーム」の実践活動について他者にわかるようにさまざまな方法で伝える。知の共有と交換を通して、お互いの部署や活動について理解し合う。多様な人々のつながりと潜在能力の顕在化を促進し、固着しやすい組織の活性化を図る。

■方法■

自部署、自部門の日常の活動について、あるいは伝えたい知(コア・コンピテンシー)について多用な方法を用いて発表し合う。参加型で創発的なアプローチである。準備→立ち上げ→拡大→統合→変容を通して、コミュニティの発展を促すものとして使うこともできる。

【ステップ1(ナレッジの募集)】

担当部署と担当者を決め、企画し、ナレッジワーカーを募集する。テーマを決めて募集する場合や、部署ごとの発表にする場合もあるが、個人・チームなど参加単位も自由にする方法もある。

【ステップ2(ナレッジフェアの実施)】

発表形式をとる場合と、会場内に作品を張り出し訪れる人たちとの会話によってわかり合うポスターセッションのような方法をとる場合と、形式は自由である。固定しやすい組織を、有機的な柔軟なつながりをもつ組織へと変え、自由で分散型のリーダーシップを期待した相互扶助の文化形成の方法である。

【ステップ3（終了後のアクション・リフレクション・サイクルを通して学び合う）】

企画・発表・他部署の成果の見聞から、どのようなことを感じ、発見したか。また次への行動につながるアイディアなど、チーム（コミュニティ）で学び合う。組織活動に、つまり仕事のなかに「学び合う」ことを組み入れ、学習する組織へと進化発展していくプロセスを加速させることができる。

＊これらの「仲間の拡大・コミュニティの拡大とつながり」は、公式のつながりとは異なる非公式な人間関係やアイデンティティとなり、経営面にも効果をもたらしていることが知られている。

■ 成果 ■

縦割りになりがちな組織の部門・部署の垣根をとって、コミュニティメンバーの活発な交流が図られる。お互いの専門分野や、どのような活動と看護の知の生産をしているのか、その実際をわかり合う機会となる。

●引用・参考文献

(1)パトリシア・ベナー他、早野ZITO真佐子訳：ベナー 看護実践における専門性—達人になるための思考と行動、393ページ、医学書院、2015。
(2)(1)に同じ、4～9ページ。
(3)エティンヌ・ウェンガー他、野村恭彦監修：コミュニティ・オブ・プラクティス—ナレッジ社会の新たな知識形態の実践、翔泳社、2002。

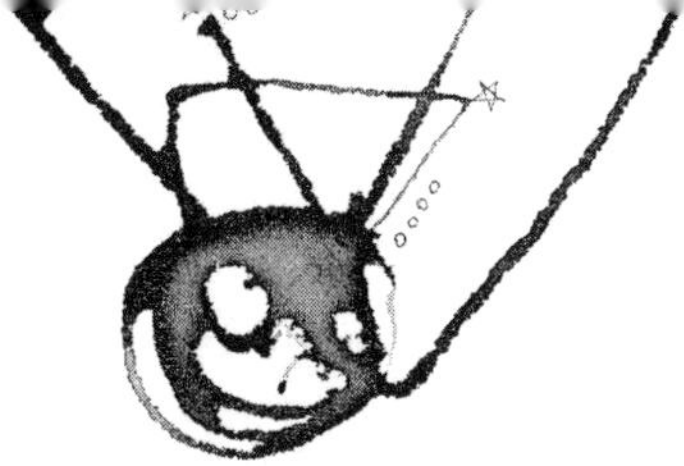

第6章

「看護現場学」実践例

実践例1

聖マリアンナ医科大学病院における取り組み——私の看護現場学の原点となった「ナレッジ交換会」

■聖マリアンナ医科大学病院の看護部長として■

「1年眠っていたら3年は遅れる時代である。いま、目の前の問題を解決するだけでなく、来るべき時代に備えて、いかに組織づくりができるのか。変化に強い組織づくりに向けた試行錯誤の1年余の取り組みについて紹介する」。

これは、私が聖マリアンナ医科大学病院に看護部長として戻って1年過ぎたころに、雑誌『看護管理』(医学書院)に「これからの看護組織の運営」について書いた原稿の冒頭部分である。2002(平成14)年の記述である。それにしてもなんと気負って書いたものよ、と我ながら気恥ずかしくなる。このとき新任の看護部長だった私は、ひとりで書いてもだめだと考えた。3人の副部長と教育担当者との「ベクトル」を一致させねばと思って、共同執筆としたのである。このときの私の執筆内容は、(1)セクショナリズム・守りの管理から、ネットワークによる協働へ、(2)看護部スタッフの能力拡大、(3)個人の知を組織の知へ、(4)明日への備えができる組織づくり、であった。明日への備えができる組織づくりとしては、①組織変革は意識変革から、②共有された価値に向かって進むために「看護部理念」を創造、③支援ネットワークの創造が必要、と書いていた[1]。

このなかにすでにナレッジマネジメントのエキスが入っていることに、いまさらながら驚いている。当時はナレッジマネジメントを意識していたわけではなく、「初めてのトップマネジャーとしていかにあるべきか」という観点から考えたものだった。

看護部理念を明確にする

病院には多くの人々が働いている。病院という大きな組織のなかで、看護部は最大集団である。看護部の活性化は、組織全体へ波及する。良くも悪くも病院組織を左右しかねないと考えると責任は重かった。

看護部長になって初めに取り組んだことは、看護部理念を明確にするということだった。当時、国の入院医療費算定方法の変更があり、それまで「出来高払い方式」だったものが「包括医療費支払い制度（DPC）」になった。2003（平成15）年のことである。DPCのスタートは、「従来の看護提供のやり方ではやっていけなくなる」という厳しいメッセージを突きつけていた。これまでの看護とは、「ゆっくりと時間をかけてニーズに基づきよき看護を提供していく」というものだった。その時間をかけられなくなったのである。このような場合大事なことは、職場や職位は違っていても同じ病院で働く者として、めざす方向が見えていることだと考えた。めざす方向が確認できれば、その方向に向かうことができ、さらに「共有された価値に向かって進む」ことができる。

めざす方向は、どんな場合でも「良質な看護を提供するために必要な看護」であり、このことも再確認する必要があった。リディア・ホールの「コア・ケア・キュア理論[2]」を提案し、師長たちと検討した。

なぜリディア・ホールの理論だったのか。看護短期大学の教員を辞して臨床看護学研究所に在籍したころ、所長の川島みどりから初めてリディア・ホールの名前を聞いた。「ケア・コア・キュア」というシンプルで看護の神髄をついた言葉に驚いた。この理論に基づいてリディア・ホールはニューヨークに「ローブセンター（回復期センター）」を立ち上げ、専門職看護師による良質な看護の提供が患者の回復を促進するということを「在院日数短縮」で示したのであった。彼女と志を同じく活動したアルファァノが来日したときの小冊子も見る機会があった。[3] 臨床の実践家は目まぐるしく動くなかで、よいと思えることでもあまりにもむずしいことは一時ブームのように傾倒しても、それを継続することはできない。シンプルで、看護の本質を突いたこの言葉は、新たに病院の看護理念とするのにふさわしいと思った。

病院の理念は「生命の尊厳」。看護部の理念はそれを受けて、「いのち」と表現して中心においた。ケアとキュアの力を高めて、コアはその力を最大に生かす「人間関係構築能力」として位置づけ、ゴールは「患者の回復の促進により、いのちを護る！」とした。同時に、3人の副部長の任務の名称を変えた。教育担当を「キャリア開発支援担当」へ、業務担当は「看護サービス担当」へ、総務担当は「人的資源担当」として、その主たる役割が見える名前にし、お互いに連携をとり重なりながら進んでいけるように「ネットワーク」で結んだ。それまでの管理は、領域の境界が明瞭である教育・業務・総務という3つの領域だったが、重なりながらのネットワーク型チーム編成の管理体制への変更は、当時、役割分担は明確に線引きして管理することが常識だったため、かなり戸惑いがあったようだった。

この理念モデルは何回か話し合いを重ねてスタートさせたものの、看護部全体のなかに定着するまでには時間がかかった。定着したと実感できた瞬間のことは、いまでもはっきりと記憶している。理念モデルを明確にして1年くらい経過したころ、ある師長が私の所にやってきた。それは認定看護師が行なった、クリティカル領域の研修でのことであった。講師を務めた認定看護師は、講義の冒頭で「コア・ケア・キュア理念モデル」を説明して、そこから本論を始めた、ということだった。その話を聞いて思わず「え、すごい！」と声が出た。研修の冒頭での導入として演繹的に大きな看護部理念を説明し、次に看護実践について、そしてクリティカル領域へと具体化していった、そのスタートとして「理念」の意味づけを行なったというのである。伝えに来てくれた師長もその手応えに感激していたことがわかった。しばしお互いに感動は続いたが、よく考えてみると重要なことは、そのことを伝えてくれた人がいたことである。知らせてもらわなければ、実際に行なわれていても私自身も知ることはなかった。理念モデルが講義のなかで使われ、理論と実際がつながって用いられていたということ、そしてそのことを見てすごいと感じて、伝えようと思った人がいたという事実は、「文化伝承」するときの組織成員の必須な性質＝価値の共有である。

これよりずっと後になるが、ある医師が「看護部の理念って、コア・ケア・キュアなんでしょ」と言っていたと、師長が伝えてくれた。２００４(平成16)年ころから、聖マリアンナ医科大学病院における院内看護研究発表会では、テーマをこの理念モデルに添った分類にして現在(２０１８年)に至っている。

当時、徐々に理念が浸透している実感を得て、看護部として取り組んだ次なる試みは「看護の技の見える化」であった。

■「ナレッジ交換会」のきっかけ■

2002(平成14)年、包括医療費支払い制度(DPC)が導入される前年、これが導入されたら「いままでよりも忙しくなる。3倍くらい忙しくなる」と言われ始めていた。ナース不足は続いており、ひとりの師長が2か所の部署をもたざるを得ない状況がでてきた。

複数を担当するためのさまざまな問題状況があったが、バランスをうまくとりながら2か所を行き来する師長がいた。この師長の「こつ」は何だろうかと関心をもった。そこで複数のセクションを担当していた3人の師長に「ひとつでも大変なのに、どのように実際に工夫しながら複数の部署のマネジメントをしているの?」と聞いた。

師長は実施していることを当然のことのように話した。私は「師長は無意識に、ことなげにやっている。すごいことをしているのだともっと意識させて実感できるように、自覚させなくては」と思った。そこで、「工夫していることを皆の前で、一度話してくれない?」ともちかけてみた。

こうして、その師長にみんなの前で「こつ」について話してもらうことにしたのだ。師長の話のあとのみんなの反応のよささから、現場にある「看護の掘り起こし」として、ナレッジ交換会を「定例化」してもよいのではないかと考えた。

■委員会主催として「ナレッジ交換会」を行なう■

翌年の2003(平成15)年「人材活用委員会」を発足させ、その委員会メンバーがどこに優れた技をもった人材がいるのか(話題になっている人がいるのか)探っていった。その後「各セクションからの推薦」に切り替えた。初めのころは催促して探してもらったこともあったが、やがて「うちにはすご技をもっている人がいます、○○さんです」と推薦してくるようになった。委員会が主催するようになってナレッジ交換会は3か月に1回、夕方に90分で行なわれた。推薦された人が発表できるように、委員会メンバーが2人1組で出向き、面談をして「知の引き出し役」を担当した。何回かの面談を通して「知の見える化」をうながし、推薦された人(ナレッジワーカー)自身がパワーポイントでプレゼンテーションできるまで付き合った。

発表会では、初めに委員より「ナレッジ交換会」とはどのようのものか、その目的と目標の説明を行ない、「ナレッジワーカーとは」「ナレッジの発掘」「ナレッジ交換会」などの言葉の説明とオリエンテーションを毎回行なって、その浸透を図った。

当時「ナレッジ」という言葉もなじみのない状況だったが、発表者の技やこつに、驚いたり、感動して過ごす90分間であった。2～3年を経て、「ナレッジ」という言葉は看護部の共通言語になっていた。

■「ナレッジ交換会」がもたらした効果■

ナレッジ交換会は講義などの一方通行的なものと違って、「看護の知に関心をもった者同士が理解と共感によって知の共有と交換を行なっている場」と言ってくれたのは、現在は政治家となっている大串正樹である。『ナレッジマネジメント―創造的な看護管理のための12章』[4]などの著書がある大串からナレッジ交換会を見学させてほしいと依頼があり、それが実現できたときの言葉である。さらに、取材後の文には「ナレッジマネジメントとは、組織の知識を共有し、これを効果的に共有していこうというものである…思いを引き出す知の技法」とあり、誰にでも「大切にしているもの」があり、その知は「日常的なものであり、気がつきにくい」、それを「いかに発掘するかが重要である」とあった[5]。

大串からのフィードバックによる学びは、その場での感想・意見と、取材後の氏の文章から多くを得ることができた。ナレッジ交換会のみならず、組織全体のなかでこのような知の相互作用とフィードバックが交わされるならば、自己やチームの実践している看護の知に気づき、その意味が見えて、組織はどんなに活性化することだろう。

15年以上も前に始めたナレッジ交換会であるが、いまこそ、「知の相互作用と価値の共有」が求められているときではないかと思える。それはＤＰＣ以後、失いかけてきた「看護の知の復活」の一助になると考えられるからである。

この実践については、当時の委員会メンバーの枡田三枝子とふたりで「看護の実践知をどう伝え学び合うか」というタイトルで雑誌『看護展望』に執筆した。私は「学習する組織を創る「知」の共有」[6]、枡田は「臨床の知と技の共有を図る『ナレッジ交換会』」[7]として聖マリアンナ医科大学病院看護部の取り組みを書いた。

現在、聖マリアンナ医科大学病院看護部では、ナレッジ交換会、ナレッジフェアの開催を経て、２０１７（平成29）年度より看護部にライン外として「キャリアサポーター」をおいた。その意図は、ひとりひとりのキャリア発達支援のひとつとして、「看護経験の概念化」を中心にキャリアに関する支援をする専任者を設置したということである。臨床現場の仕事を通して学ぶ「経験学習」を促進させていくためのサポーターであり、組織のなかにサポート体制を新たに構築したということである。

そして、いま…

退職してから12年が過ぎた。いまでも年に1回の研修に講師として出かけているが、もっぱら出番は〈患者役〉である。4年前の夜のことであったが、聖マリアンナ医科大学病院に緊急入院したことがあった。検査その他で、1週間入院してしまった。

少し気持ちの余裕ができてきたころ、忙しそうな病棟の様子につい耳をそばだてると、職員たちが廊下で声をかけあっていた。そんなとき、私が看護部長だったころ看護助手で働いていた人が部屋にやってきた。「陣田さん、覚えていますか?」「覚えているわよ、Kさん！ もう調子はすっかりいいの?」。彼女は助手として働いていたときに大病を患った。入院して胃管を入れられ車椅子に乗って検査室に向かう姿が目に残っていた。「もうすっかり大丈夫です！ いまこうやって4時間働かせてもらっているんですよ」。年齢は70歳は越えているのではないだろうか。あのときと変わらず大きな声で、元気一杯だった。「もう、毎日あっちからこっちから、Kさん、Kさんお願いって呼ばれて、私はひとりしかいないんだからね！って言っているんですけどね」。言葉とは裏腹に、とてもうれしそうな顔だった。

「陣田さんの部屋に行くと、私、話し続けてしまうから行けなかったんですよ」と言いながら、「お昼に仕事終わったら、私、お稽古にも行っているんです」「えー、何のお稽古?」「何だと思います? 日本舞踊ですよ! 終わったらバイクに乗って急いで駆けつけるんです」。仕事を終えて、バイクに乗って、日本舞踊をやっているKさんを想像したら思わず吹き出しそうになった。

忙しいなかで、ナースたちも助手のKさんを頼りにして、それをうれしそうに話すKさんがいた。その仕事っぷりを垣間見ることができ、大事な共同体はしっかり継続しているなと感じた。

2年前は腰痛で入院した。このときは1泊だった。このときもナースたちは忙しそうだった。やるべき仕事に向かって患者(私)への対応や医師とのやりとりなどをみると、患者として言葉にすれば、やはり「苦しいときを助けてもらった、助けてもらえる場所が病院であり、頼りになる存在がナース」なのである。

何をするにも土台となるのは、お互いの尊重のうえの協働である。この大事な風土が、スピードが求められている医療現場から失われていると嘆きたくなるなか、患者となってみて、めざしたことが継続できていると感じられた瞬間だった。

実践例2
熊本・みゆきの里における多職種協働研修
――内発的発展学習をベースに

熊本にある「みゆきの里」という医療・福祉の複合施設に、不定期ではあったが、5年間訪問していた。それまで急性期病院一筋の私が、医療とはいっても知らない世界で、しかも遠い熊本の地まで行くようになった。一体何が私を惹きつけたのだろう。最初は、自分に何ができるのだろうかと疑心暗鬼だった。「この未来を支える高齢者施設のケアギバーたちが、その志を継続できるために私が支援できることは何か」と考えるとき、このケアギバーたちは、数ある職業のなかでヘルスケアサービスを選択し、その内発的動機を時間をかけて実現していこうとしている人たちであり、基本は医療も福祉も共通であった。

ここでは、「看護現場学――内発的発展学習」を生かした多職種協働研修を企画・実践した。(8)

■みゆきの里の概要■

熊本市の南に位置する「みゆきの里」は、1982（昭和57）年富島博が御幸病院を建設したことから始まる。医療・福祉の複合施設群の総称である。現在、軽費老人ホーム富貴苑、特別養護老人ホームみゆき園、介護老人保健施設ぼたん園、ケアハウス・ピオニーガーデン、ウェルネススクエアー和楽、小規模多機能ハウスグループホームほがらか、サービス付き高齢者住居などの施設を擁している。従業員は700人を超え、30種類以上の多職種が協働している。

■ケアギバーに必要な共通の技術——「フィジカルアセスメント力」と「問題解決能力」をテーマに研修■

「みゆきの里」に初めて訪問したときは7つの施設であった。それぞれ特徴をもっており、それによって職員構成が違っていた。多職種協働の第1回研修は、2012（平成24）年であった。企画段階で施設の研修担当者らと初回のメインテーマを何にするか検討した。研修担当者とともに考えたことは、「高齢者施設におけるケアギバーたちに最も必要なことは何だろうか」、また「多くの職種が集まって目的達成（心身の回復と安定）に向かうときの共通のツールは何か。現場学習として何が最も必要か」という点だった。

まずは「フィジカルアセスメント力」が重要な技術であると考えた。しかしフィジカルアセスメントは、医療者の技術として特に医師と看護師では日常的に実践されているが、他の職種においては実践というレベルにまでは至ってないので、「高齢者施設における、という点を重視したフィジカルアセスメント」を実施するということになった。通常は「フィジカルアセスメントとは、医師、看護師、薬剤師などが患者の体に直接触れることで診察や症状の把握などを行うことを意味する語」（日本語表現辞典）で、「身体診察技法」など特に医療場面、クリティカル場面において頻用されているが、素人でも「熱があるようだ。体温を測ってみよう」と、実際に身近な家族や自分のフィジカルの状況を日常のなかで判断している。

そこで、フィジカルアセスメントを「医療～福祉～社会」まで広げて、医師から事務職に至るまで「高齢者の身体の変化を、それぞれの職種が、変化にいち早く気づき、それぞれの範囲で理解し、判断して実践できるようにしよう」と考えた。

もうひとつの課題は「問題解決能力」を高める、という点だった。日常の仕事現場のなかで発生する諸問題に対して、問題意識を高め、表面的な問題対処ではなく問題の本質の解決に至るにはどうしたらよいか。

初回研修は、身体上の問題を誰もができるだけ早期に発見し対処できるようにする、という「フィジカルアセスメント力」と、「発生した諸問題を速やかに問題解決でき、職員全体が取り組むことのできる方法」という、2つのテーマで行なうことになった。

こうしてメインテーマを決め、日程と講師の検討を行ない具体的に研修内容を決めていった。問題解決法については、「多職種が職種も職位も超えて問題の解決に向けて取り組めるよう、合意形成プロセスを踏むKJ法」を考えた。少しずつ内容の改善を行ない、みゆきの里における多職種協働研修は、現在は、人事担当者が中心となり各職種から選出されたメンバーで企画・運営にあたっている。現在で6回を重ねている。

■未来の日本を担うケアギバーそれぞれの「自己の仕事観」の生成
――多職種協働におけるナレッジ交換会■

医療・福祉の現場で、多職種協働に必要な知識や技術を身につける必要があることは当然である。しかし本研修の特徴は、そのベースに「働くケアギバーひとりひとりの仕事に対する動機と、経験のなかで培われている知、大切な価値について気がつき、それをストーリーにして自己の仕事観にする」ところまでめざした点である。この仕事を選択したことの意味、そしてさまざまな困難を抱えながらもやめずに仕事を継続している「自分にある強い意志」を再認識して、さらに「よりよい仕事(行動)をめざす自己」に目覚め、それを追求していくことである。

まず、「経験学習」を概念化していくための帰納的アプローチの「看護現場学」を応用して展開した。「忘れられない患者さん・利用者さん」あるいは「忘れられない仕事場面」を「想起」し、「なぜその人(こと)が年月を経過しても自分のなかに残っているのだろうか」(内省)、「それはいったい仕事の何にこだわっているからなのだろうか、どのようなことにこだわっているのだろうか」と考えを進め、「徐々に見えてきた自己の大切にしている仕事への思いに気づく」プロセスである。最後にその仕事場面から見えてきたことから、いままでも自分が大切にしている仕事や仕事の仕方について表現してもらった。

これらは、はじめに個人で思い出しながら記述し、次に仲間とのナラティブを経て、記述を追加・修正しながら、最後にこれらをつなげてストーリーに仕上げる帰納的アプローチである。

さまざまな職種のケアギバーが、この仕事を選んだ動機から、仕事のなかでの出来事をしっかり語り、お互いに「ケアギバーとしての知の共有」を図る。「みゆきの里ナレッジ交換会」は、そのような「医療・福祉共通のナレッジを交換する場」とすることをめざした。

■理念達成に向かっているか――組織の歴史をつくるひとりであることの自覚■

みゆきの里の施設はそれぞれ医療法人であったり、福祉法人であったりしてサービス提供に違いもある。しかしその仕事の共通性は、「みゆきの里に働くひとりひとりとして重要な役割をもって、その任を果たしている」ことである。みゆきの里の職員として、職種間の役割の共通性と相違点をしっかり理解する点も大事にしている。

学習する会場には、施設の系譜が壁に大きく展示されており、学習の合間に施設のルーツを見ることになる。組織の成り立ちのヒストリーのなかに「自分もそこに参画し、そのなかに位置づけられていること」「いま自分がこの場にいることの意味」が意識できるよう意図されている。

その意図に応えて、最後の「自己の仕事論、そのストーリー」においては、「看護現場学」のプロセスのなかで見つけた自分が大事にしている価値が、やがて未来の自分に向かって歩む糧となることに気づくことができるようにしている。そのために本研修では、「目的に向かって」「文脈にする」「学び方を学ぶ」、この3つのねらいが切れ切れにならないように、意図的に「つなげる」「つながる」という点を重要視した。

それは言葉を変えていえば、この研修においては、組織を構成する大事なひとりひとりが「仕事という経験から、学びをより深めるための学び方を学習する」という「知識注入学習からの脱皮」という点にこだわっていることである。毎日研修するわけにはいかない。また研修後に、研修生のあとをついて見ていくこともできない。自らが、自らの仕事、すなわち「仕事学習」を進めていく「プロの仕事人」(研修では、このように表現して伝えている)にならなければならない。

「仕事に対する自己の思いや価値を明確にして、チームの仲間と協働して、組織のゴールである理念達成に向けて仕事をしているのかと内省しながら仕事をする、というスタイルをもつ」ために、その方法を学び合う場としての提供ができているかどうか、これが重要な研修の評価となる。

本研修修了者が、組織の隅々にいきわたり、「職種協働促進のファシリテーター」となって、理念達成に向けていく役割を担う。

■地域の高齢者施設におけるナレッジマネジメント■

医療・福祉施設の特徴は、一般企業とは異なり本来営利が主目的ではないところである。しかし、いまや事態は大きく動き「医療・福祉も市場原理に従うように」という抗し難い国の政策にともなう荒波が押し寄せた。荒波に呑まれそうになりながらも、それでも地に足を踏ん張りながらもケアギバーたちがケアを提供し続けている。

みゆきの里での研修を通して痛感しているのは、研修においての発表の中身に数々のナレッジがあり、ここでのケアはナレッジマネジメントの実践そのものであるということであった。

■熊本地震のときのみゆきの里■

２０１６(平成28)年４月14日、熊本地震が発生した。みゆきの里での研修の次なる企画を検討していたころ、熊本地震は起きた。

その年の5月に熊本に行こうと計画していたが、無理であることがわかった。遠くにいてニュースの情報に頼るしかなかった私は、どうすることもできなかった。

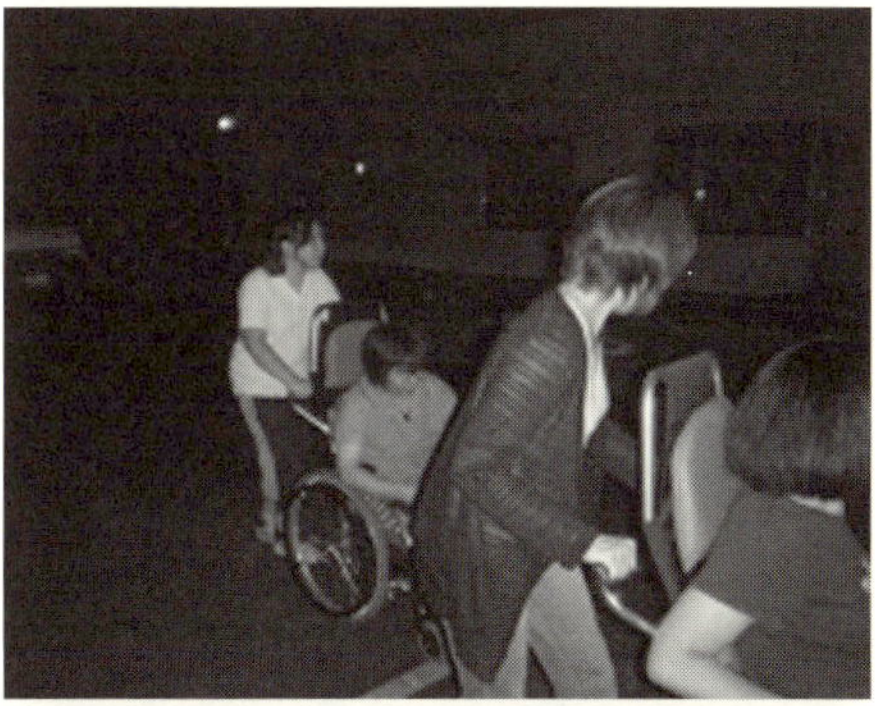

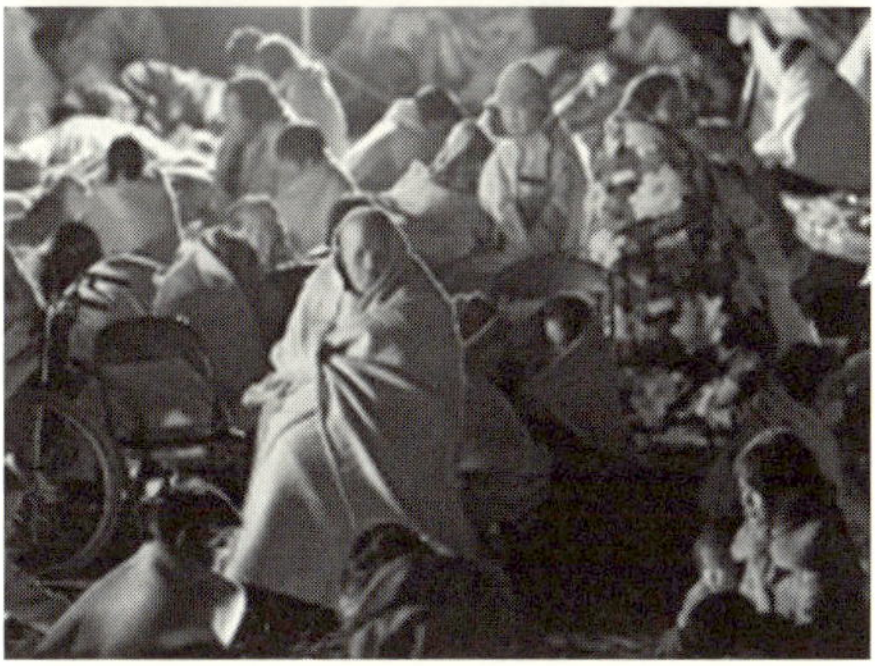

熊本地震のときのみゆきの里
午前1時30分～3時
本震発生～避難まで手分けをして
病棟を回り情報収集

1週間、いや2週間目ころだったろうか、ニュースで熊本の被害の様子が放映されていた。思わず見ていると、なんとみゆきの里が映った。近隣の住民や高齢者が避難のために、みゆきの里に続々と集まっている様子が映し出されていた。「とにかくオーバーしても入所してもらえるようにしていますが、混乱状態で……」と話している人たちを見て、「あ！　介護士の西村さん、あ、事務の…！」と思わずつぶやいていた。そこには職員たちが一生懸命対応している姿があった。

「今年は研修どころではない、エネルギーは復興に集中したほうがよい」と判断した。しかし、何か月かたったころ、「震災のときの行動を、みんなで言い合おう、夢中で行なっていた多職種協働をみんなで確認し伝え合おう」ということになり、10月のある土曜日に研修は計画された。次に紹介するのは、そのときの発表で伝えられたことである。

２０１６年4月14日、21時30分、マグニチュード6・5の地震発生。熊本は地震には無縁だと思われていた。

その日ＰＴの田中さんは、自宅にいた。大きく揺れたので、とりあえずの荷物をもって家族とともに駐車場に出たという。大丈夫のようだったので、家族に「病院に行って確認するので、後は頼む」とみゆきの里に向かった。病院は「意外と大丈夫」と思ったそうだ。

まさかもう一度地震が起こるなどとは思わなかったが、念のため、北2病棟の一部の患者さんには病室の中央に寄ってもらった。翌15日になると、日常と変わらず、職場でもリハビリを実施した。

そしてあの本震！　16日の深夜1時25分である。マグニチュード7・3、二度目の大きな地震が起きた。そのときは、もしかしたら……と覚悟をした。

深夜2時30分ころ、みゆきの里にスタッフが続々と集結し始めた。とにかくみんな駆けつけた。避難誘導を行ない、朝6時、ようやく全員を庭に避難させた。

4月の朝は寒く毛布を確保した。トリアージを行ないつつ、「災害関連死」という言葉も浮かんだという。避難先にと考えていた特別養護老人ホームみゆき園のスプリンクラーが誤作動して水浸しになるという思わぬ事態も連続して生じ、職場も職種も、職位も関係なく「気がついたら、まさに多職種協働でことにあたっていたんですよ」。

朝が白んできたころ、なんと、温かいスープがみんなに配られた。

このような発表は、その後も続き、その日当直だった医師や災害対策本部の事務長や相談員から「福祉避難所としての役割はこれでよかったのか、どうしたらよかったのか」、そして「災害後のスタッフ支援ケアギバーへのケア」というテーマで報告があった。

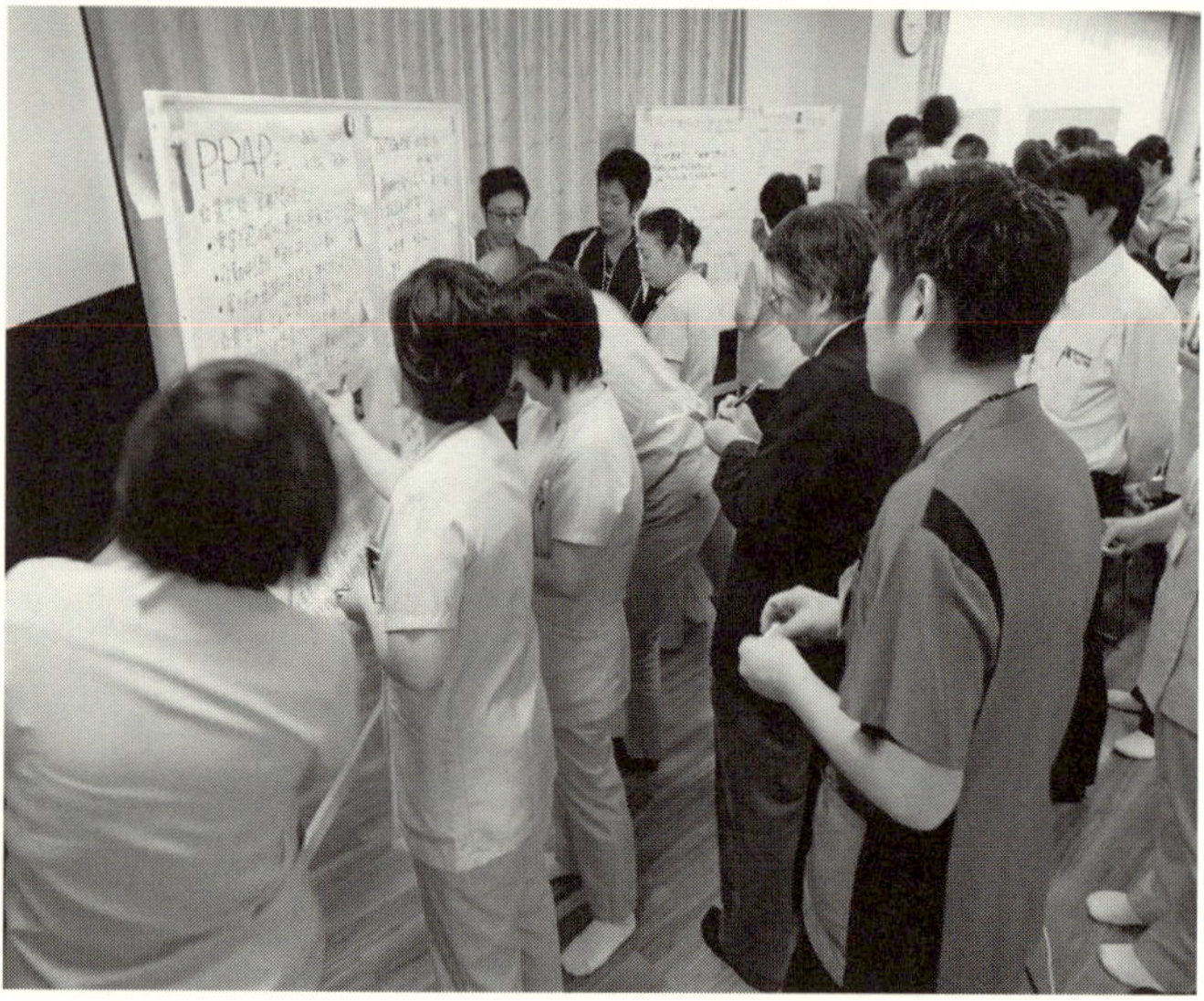

いいね！　みんなでメッセージを！
２０１６年10月、みゆきの里での研修会の様子

看護副部長の福原さんと統合医療センターの主任の山内さんが、支援を続ける人たちへのアロマテラピー、マッサージなどの支援の実態について話した。支援を受けたスタッフたちは、「いいんですか、私たちがやってもらって」と久しぶりの自分自身へのケアを受けて感激していたという。

このケア・フォー・ケアギバーの実践は、後に統合医療学会で発表し、会場から「どうしてそのようなことができたのですか？」と感動しながら意見を寄せてくれた人がいた、ということを聞いた。

あの震災からすでに2年過ぎた。通いなれた熊本だったが、いまはすっかり間延びし4～5か月に1回になってしまった。私のなかにはあの地域の高齢者を住み慣れた土地で最後まで看ていく頼もしい人たちが見える。

40年も前に描いた創立者の夢は「このふるさとみゆきの里で高齢者が病であっても死のふちにいても、どのようになっても自分らしく過ごしていけるようにしたい」であった。それはこのみゆきの里で、働いている人たちによって脈々とつながれ実現されている。

実践例3

海老名総合病院における「看護の概念化」の取り組み

海老名総合病院の概要

海老名総合病院はベッド数479床、18科5センターの神奈川県海老名市から座間市・綾瀬市などのエリアを広く担う地域医療支援病院である。1983(昭和58)年に開院し、2007(平成19)年2月に近隣に開設されていた同系の東日本循環器病院と合併した。

合併の数々の困難のなかで、それぞれ2つの病院で働いていた看護師がともにケアを担っていくという医療におけるM&A(合併)を経て今日に至っている。当時の状況の大変さについては、前看護部長の恩田美紀が看護科長だったころをふり返り、「このようなときこそ、看護の本質を見失わないような看護部でありたいと思った」と語っている。

合併した2007年は、2003(平成15)年にスタートした包括医療支払い制度

（DPC）から3～4年後にあたり、スピード化した変革の波にさらに合併という荒波が重なり、想像を超える厳しい現実があったと思われる。

■頭山悦子との出会い――「ちょこカフェ」誕生■

そのような混乱の時期、合併して間もなく病院内に「ちょこカフェ」が誕生した。「ちょこカフェ」とは、看護師が抱える悩みや相談事に対応できる、ラインとは異なる位置づけでつくった、まさに「ちょこっと」寄っていく場所のことである。「ちょこカフェ」が病棟とは離れた場所に活動をスタートさせたのは2007年であった。当時の病院長および坂元了子看護部長らの、「この混乱のなか、ナースたちを少しでも和らげるようなことができないものか」という思いが形になった場所といえるだろう。

そこに教育サポーターという任務をもって赴任した人が頭山悦子である。

彼女は、私の「看護現場学」という考えとその方法論に賛同し、当時、「看護現場学研究会」と銘うって集まっていたメンバーのひとりであった。一時期、この会に人工知能学会の会員である男性が加わっていた。人工知能学会には「チャンス発見」という研究会があり、「意思決定を左右する重要な事象・状況またはそれらに関する情報を理解し活用することの研究」がなされており、彼は私たち看護師の「何気ない事象のなかに、看護の大事な知が潜んでいる」という熱弁に対して、さまざまなアドバイスをしてくれた。そのとき紹介してくれたのが「チャンス発見」という言葉だった。看護の知は「テキストマイニング」という方法(テキストデータの分析方法)で隠れた情報や特徴、傾向を見ることができるとアドバイスを受け、研究発表したことがあった。(9) 看護の現場に埋もれていたり、意味が不明確なままになっている看護現象のなかに、実は意味があるのだという「看護現場学」の「概念化」に近い方法に、メンバーが「これだ! 私たちの研究会の名前、これにしよう!」と、「看護の知の発見・チャンス発見研究グループ」略して「看チャン研」と呼び合っていた。

彼を紹介してくれたのが頭山だった。いまは解散したが、当時「看護って、看護現場学って、これですよね、いかに看護を表していくか。看護現場学ってすごくおもしろい。この方法って大事」とみんなでおもしろがって研究していた。この仲間たちとの探求がいまにつながっている。

その彼女が、合併後の海老名総合病院に教育サポーターとして、「ちょこカフェ」で活動することになった。彼女は前任の病院で、「看護現場学」の方法論は看護師のやりがいや意味が見えるようになる方法として優れているからと実践し、その効果を実感していた。海老名総合病院で教育サポーターとなって、「現場の看護師のサポーターとなる」という思いを「看護現場学」で継続していた。

■教育サポーターとしての活動■

教育サポーターの役割は、①臨床看護実践能力の向上へのサポート(ストレスマネジメント、看護の概念化)、②看護管理者のスタッフ育成のサポート、③看護管理者の概念化へのサポート、④よりよい教育環境づくりへのサポート、⑤教育相談業務の対応および統計業務、⑥看護師の人材育成とキャリア開発のための質分析・統計業務、となっている。病院合併後のスタート時点では、もっぱらメンタルヘルスに関連した活動が多かった。

活動のなかで、「看護に対する思いがあるのにできない、やりがいがない」という気持ちが、「やめたくなっている」気持ちにつながっていることが見えてきた。「仕事をやめたくなっている看護師の話を現場学の看護の概念化シートを使って聞いていくと、やめたい理由が見えてくるんです。よい看護ができてない自分に苦しくなっていることが多いんですよ」、でも「あのシート(看護の概念化シート)に書いて、話していくうちに〝やめると言ったことを、やめてもいいですか?〟と言われた」と、頭山が笑顔で話していたことを、いまでも思いだす。

その後、教育サポーターの活動内容が「メンタルヘルス」「ストレスマネジメント」から、「看護の概念化」にシフトしていったという。そのきっかけは「2年目看護師の看護の概念化」からであるという。そして次に臨床指導者の概念化、さらに中堅看護師の概念化と続いて、看護管理者の概念化もスタートした。「いつもスタッフを私の所へ送り出していた課長たちが、私たちにも概念化をやってくださいって言い始めたのですよ」という。

いままでは年間100人を越える人の面談をしているといううれしい悲鳴を聞いた。こうして「看護の概念化」は教育の核として人材育成の柱になった。前看護部長いわく「人材育成の強化のために教育サポーター制度を設け、看護部の集合教育とライン外の教育サポーターとの意図的連携をとって推し進めたことに意義があった」。

■始まりは何気ないひと言から――海老名総合病院看護部と私の関わり■

頭山とは時々会ったり電話で情報交換をしていたが、その頻度があがってきたのが2013(平成25)年ころからであった。海老名総合病院での取り組みについて「こんなことが見えてきました」「この現象は、どう考えたらよいのでしょうか?」などから始まり、徐々に「先日こんなことがあったんです」とうれしくて仕方がない、というような会話が多くなってきた。

ＤＰＣ以後、臨床からは嘆きの声ばかり聞こえていたなかで、スタッフや管理者の変化、それも喜ぶという反応は稀有の情報だった。聞いているうちに「これはすごい変化だ！」と、いったい何が起きているのかという私の強い興味と関心に変わっていった。この変化は、教育サポーターとして彼女が概念化サポートを進めて6、7年過ぎたころであり、看護部組織全体への「概念化支援」が病院内に幅広く浸透していったころである。「何か確実な変化が起きている」と思った。

その変化は『「看護の概念化」による人材育成』（看護の科学社、2015年）という1冊の本になった[10]。まさに海老名総合病院の看護部の取り組みが〝概念化〟されたのである。

新たな変化――実践していることを社会に発信

あるとき、頭山から電話があった。病棟での看護実践の話であった。「患者さんが亡くなった後に、ご家族の願いもあり入浴したというのですよ」。

通常あり得ないことである。いったいどういうことなのか聞いていくと、その患者は入退院をくり返していた心不全患者であり、看護師との関係が一時よくないときがあった。看護師は「勝手なことばかりする、わがままな患者」と言い、患者は「看護師の対応がそれぞれ違う。心がこもっていない」とすれ違いの状況が起きていたのだという。何度もカンファレンスを重ねたが事態はなかなか進展しなかった。そうしたなかで、科長やリーダー看護師がていねいに対応して、そのケアの様子が徐々にスタッフに伝わり、やがて病棟全体が「いまできる看護、患者の思いに寄り添った看護をしよう」という流れに変わっていったのだという。

なぜ、そういう流れになっていったのか。科長自身は「それは苦手意識のある患者に、スタッフが向き合えるようになったのです」と表現した。その患者が亡くなった。生前、妻から「一度温泉に連れていってあげたかったけれど、ずっと闘病続きでとうとう連れていけない状態になってきた。亡くなった後にお風呂に入れてもらうことはできないでしょうか」と言われたのだという。「亡くなった後では本人の意識はないけれど、最後に夫の願いをかなえてやりたいのです」と言われ、一瞬躊躇したが「可能な限りやります」と答えたのだという。

科長はその後に起きることのすべての段取りをして、入浴が実現できたのだそうだ。妻と一緒に看護師たちが亡くなった患者を入浴させていると、「見たくない！」と言って離れていた子どもたちがその場に寄ってきた。そしてそのうちに子どもが「パパは強い人だったと思う」と話し出したという。妻は「パパは病気に負けたんじゃない。病気と闘ったんだよ」と言うと、子どもたちも「パパは闘っていたんだ。頑張ったんだね」との会話になり、最後に妻は「お風呂が好きだったので、すごく喜んでいたと思います」と涙ぐみながら、看護師にお礼を伝えたという。[11][12]

この話を私は電話で聞きながら、「すごいね。病院に一度伺わせてもらいたい」と、後日、海老名総合病院を訪問した。その折に「まだまだ出てきたんですよ、すごい看護が」と言って、前述の事例だけではなく「こんなことをやったんですよ」と、いくつかの事例が新たに飛びこんでいた。彼女と私のなかで「この変化、このままにしておいたらもったいない。整理して、概念化して、発表会をしよう」と、意見が一致した。

それから、準備が始まった。関係者にそれぞれの事例について書いてもらった。「少し書き始めたところで、みんなで確認し合いましょう」と打ち合わせの日程を決めた。それから、その準備の意見交換会は合計10回近くに及んだ。

この準備の段階での学びも大きかった。看護の実践の記録だけでなく、みんなで意見交換した場面も記録と写真で残しておいてね、と伝えた。発表会の当日、会場に出かけた。そのときの様子もテープにとってあった。「大事なアドバイスを逃さないようにしっかり録音して、後でまた聞き返して学ぶんです！」」、プロセスの重要性もしっかり学んでいたことがわかった。

そのときのテープに残されていたのは、事例ごとに、キーポイントである「実践を導く認識の発展」「認識の三段階」をホワイトボードで示しながら、フィードバックしていった様子であった。

■「看護現場学」を通したつながり──個人からチームへ、そして組織全体へ■

「看護現場学」を初めて本に紹介したのは本書『看護現場学への招待』（初版、2006）であった。巻末に、看護現場学モデルのバージョン-1といえる構造図を書き入れている。その後、自分の職場で講義したり、他の施設においても話をする機会をもらった。

頭山とは、「看護現場学」を伝えるなかで出会ったのである。その出会いは、「看護現場学」をもっと探求したい、研究したいという私の思いと彼女の思いが一致し、何人かの仲間と「研究チーム」を組むに至った。2〜3か月に1回程度集まっては、「看護とは」「良質な看護実践とは」「どのような方法で表していったらよいのか」など議論し、検討し合い、研究発表もしていった。彼女との付き合いはすでに15年以上になる。いわば「看護現場学」

の共同実践者・研究者なのである。

その彼女が、「教育サポーター」として海老名総合病院に赴任し、現場ナースのサポーターとして「看護実践の見える化」を、草の根的にじっくり時間をかけて実践してきたのである。この成果は、私は〝当然！〟だと思っている。「この厳しい時代だからできない。人手不足の時代だから無理」と、できない理由は多々あげられるが、ここにあげた実践はそうであってもできることなのだ、という証明である。

ある雑誌で、彼女は「実践を振り返り、意味づけ本質を明らかにする概念化学習こそ臨床看護師育成の土台である、という陣田氏の信念から生成された看護現場学の精神と方法を受け継ぎ」と記述している[13]。スタートは、まずその信念である。個々人の看護師として働いてきたなかで培われた「看護に対する大切な思い」は、本人の「思い（信念）」となって脈々とつながれ海老名総合病院で具体化されていったのである。

さらに、そのとき「教育サポーター」という当時はまだ耳慣れないこの存在を推進してくれた組織の人たちがいた、ということも大事な点である。ひとりでその重要性を訴えてもここまではできない。組織がその重要性を早くから見抜いた。そして場所と人を確保し、それらが看護部のなかで人材育成のシステムとなって機能していった、というプロセスが見えてくる。

海老名総合病院での取り組みの中心的なテーマは、「看護の知の広がりと深まりの実際」ということではないかと思っている。現場の看護活動のなかで感じている思いや気づきを彼女との対話のなかで〈第二次見える化の段階〉を経て、その両者と私という第三者が加わり「知の相互作用」が起きて、〈第三次見える化の段階〉という「知のふ卵器（イネブラー）」となっていった、と考えられる。

それでは〈第一次見える化〉の段階はいったいどこなのか、誰なのか。それは現場の実践者である看護師たちである。彼女らが「このことを話したい。意見を聞きたい。自分のなかではっきりさせたい」という思いを抱いていたからである。その多くの人たちは、〈第一次見える化の段階〉で次々と押し寄せる業務のなかで消えたりどこかに飛んでいったりしている看護の知をとどめた人たち、まさに主体であり実践者である看護師である。

ナレッジマネジメントのなかに「ナレッジ・イネーブリング、ナレッジ・イネーブラー」という言葉がある。ナレッジ・イネーブリングとは知識創造を促進させる組織活動をいい、知識を共有し、会話や人間関係を促進させることである[14]。ナレッジ・イネーブラーはその知識活動を起こす役割であり、ナレッジビジョンの浸透、会話のマネジメント、ナレッジ・アクティビストの育成、場づくりなどがある[15]。

海老名総合病院は、職員の心を和らげる場をつくり、そこにふさわしい人を配置し、現場の第一線で働く人を側面から支援する仕組みをつくり、機能させたのだった。

●引用・参考文献

(1)陣田泰子他：明日に備える組織をめざして―看護部長交代と組織変化、そして創造へ、看護管理、12(10)、749ページ、2002。
(2)リディア・ホール、小玉香津子訳：看護ケアとその本質についてのもう一つの見解、(「看護とリハビリテーションのためのローブセンター：その看護事業とは」に収録)、14～28ページ、看護の科学社、1984。
(3)ジェンローズJ・アルファノ、尾田葉子訳：看護師は、世話をするだけでよいのか、それとも癒すのか、(「看護とリハビリテーションのためのローブセンター：その看護事業とは」に収録)、56～64ページ、看護の科学社、1984。
(4)大串正樹：ナレッジマネジメント―創造的な看護管理のための12章、医学書院、2007。
(5)大串正樹：実践ナレッジマネジメント―聖マリアンナ医科大学病院の「ナレッジ交換会」に学ぶ、看護管理、18(4)、309ページ、2008。
(6)陣田泰子：学習する組織を創る「知」の共有、看護展望、32(13)、12～16ページ、2007。
(7)枡田三枝子：臨床の知と技の共有を図る「ナレッジ交換会」、看護展望、32(13)、17～22ページ、2007。
(8)陣田泰子他：連載　熊本発・多職種協働実践―老いを、病いを、最後まで支える人々、看護実践の科学、38(9)～39(9)、2013～2014。
(9)斉藤桂子他：看護観の明確化を促す教育内容の検討―管理者教育における「経験の掘り起こしの効

果」、日本看護学会論文集（看護管理）、60〜62ページ、2005。
（10）坂元了子・頭山悦子編集：「看護の概念化」による人材育成―ストレスマネジメントからキャリア開発へ、看護の科学社、2015。
（11）酒本明子：Aさんへの看護と死から考えた「本当の看護」とは何か（前編）、ナーシングビジネス、9（12）、42〜47ページ、2015。
（12）高田充実：Aさんへの看護と死から考えた「本当の看護」とは何か（後編）、ナーシングビジネス、10（1）、40〜44ページ、2016。
（13）頭山悦子：看護の概念化と相互作用展開を促す「えびなモデル」とは、ナーシングビジネス、9（11）、40ページ、2015。
（14）野中郁次郎他：ナレッジ・イネーブリング―知識創造企業への五つの実践、東洋経済新報社、2001。
（15）（14）に同じ、7ページ。

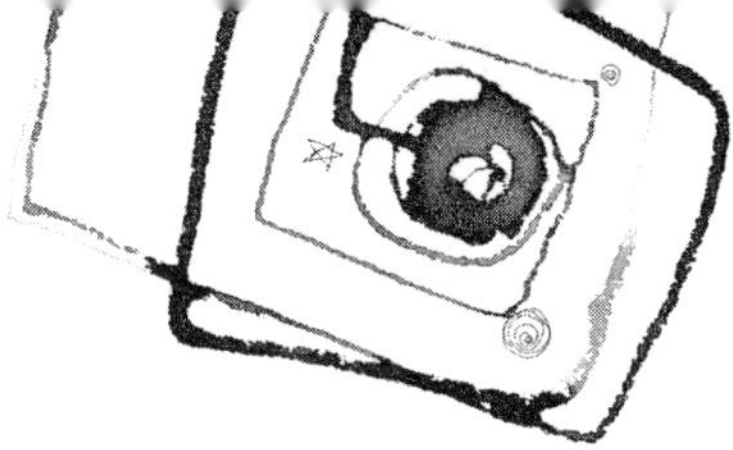

終章

私の鶴見和子論

内発的発展論に導かれて

■私の、看護師として生きる決意■

今回、本書の改訂にあたって、全体の見直しと同時に、「看護現場学」の進め方を誰でもができるように整理した。そのためにこれまでの道のりを改めてたどったのであるが、どの場面でも浮かんできたことは「看護のさまざまなできごと」であり、変化を続けている「現場の激しさ」であった。国の医療政策による現場の変化は、この先、いままで以上に激しくなっていくだろう。おそらくは人々にとって好ましくない方向に、である。

しかし、看護はどのような時代にあっても、生から死までの人間の一生のどこかで、それは主として健康上のできごとではあるが、その場面に居合わせて、他人でありながら「看て」「護る」ことを許された仕事であり、看護師であるということは、この変わりようのない原理を外さないという意志をもっている人である。

私は看護師として、人間が生きていくなかで起きる諸現象のうち、健康上の「経験」を当事者とともにある(立ち合った)ことの意味について考え続けてきた。それは〝いのちの現場のいのちの学び〟であった。そして学びを深める方法についても考えるようになり、「演繹的な思考法・アプローチ」ではなく、「帰納的な思考法・アプローチ」で自らの看護をふり返り、自分の看護観をもつことが、より「看て」「護る」ことにつながることを確信するようになった。

看護現場ではさまざまな現象が起きている。そこには当事者がいて、その人をそばで看続け、護ることを仕事としている看護師がいる。帰納法は「経験したことをどのように考えるのか」であり、仕事を通して学ぶ「現場学」そのものである。それは「理論学習・知識学習」とは異なる「経験学習」、すなわち「現場学習」であり、自分なりに看護を探求していくときの中心的な方法となった。

この考え方にたどり着くには多くの人からの学びがあった。そのなかで鶴見和子の「内発的発展論[1]」に出合ったことが今日の私の基礎になっている。私が鶴見和子に初めに関心をもったのはいつだったのだろうか。

■鶴見和子の「内発的発展論」で分析した修士論文■

私は、聖マリアンナ医科大学病院に師長として勤務していた1997(平成7)年4月、東洋英和女学院大学大学院の「人間科学研究科―生と死のコース」に入学し、修士論文において筋萎縮性側索硬化症患者の事例を鶴見和子の「内発的発展論」を用いて考察した。

筋萎縮性側索硬化症の患者のことは、大学の卒業論文でも事例として取り上げたが、同じ病気ではあるが、修士論文の患者とは別の患者であった。卒業論文では、「看護と教育の共通性と相違点」というテーマで書いた。看護と教育の共通性としては、教員と学生の相互作用・関係性により成長は両者に現れることであり、違いは「生命への関与」であり、それは看護においてのみ問題となる著明な相違点であることを述べた。

私は大学での卒業論文で取り上げた事例の患者から、自分なりにかなりの確証をもって、筋萎縮性側索硬化症患者は、初めは病状の進行とともに「死にたい」と何度も言うようになるが、それは何年もかかるかもしれないが、必ず「生きたい」に変わると、私のなかの仮説をもっていた。そして1例ではあるが、そのような結論を得た。

その後、１９８８(昭和63)年夏、私にとって運命の出会いがあった。私自身が腎盂炎で入院したときのことである。同じ病棟に筋萎縮性側索硬化症の患者が入院していた。卒業論文で取り上げた患者のことを思い出した。私はもっと学びたいと、許可を得て、新たに出会ったその患者と夫との不定期な面会を始めた。そして大学院に入り、その患者の変化を修士論文にまとめた。10年以上にわたるインタビューと病室で一週間参加観察したことを「ライフヒストリー法」を用いて質的に記述した。

論文の初めの段階で「本研究と、自己のこれまでの研究との関連と構造」を**図7**のように示した。大学の卒論でまとめた患者との「原体験」をもとに、大学院では患者の闘病プロセ

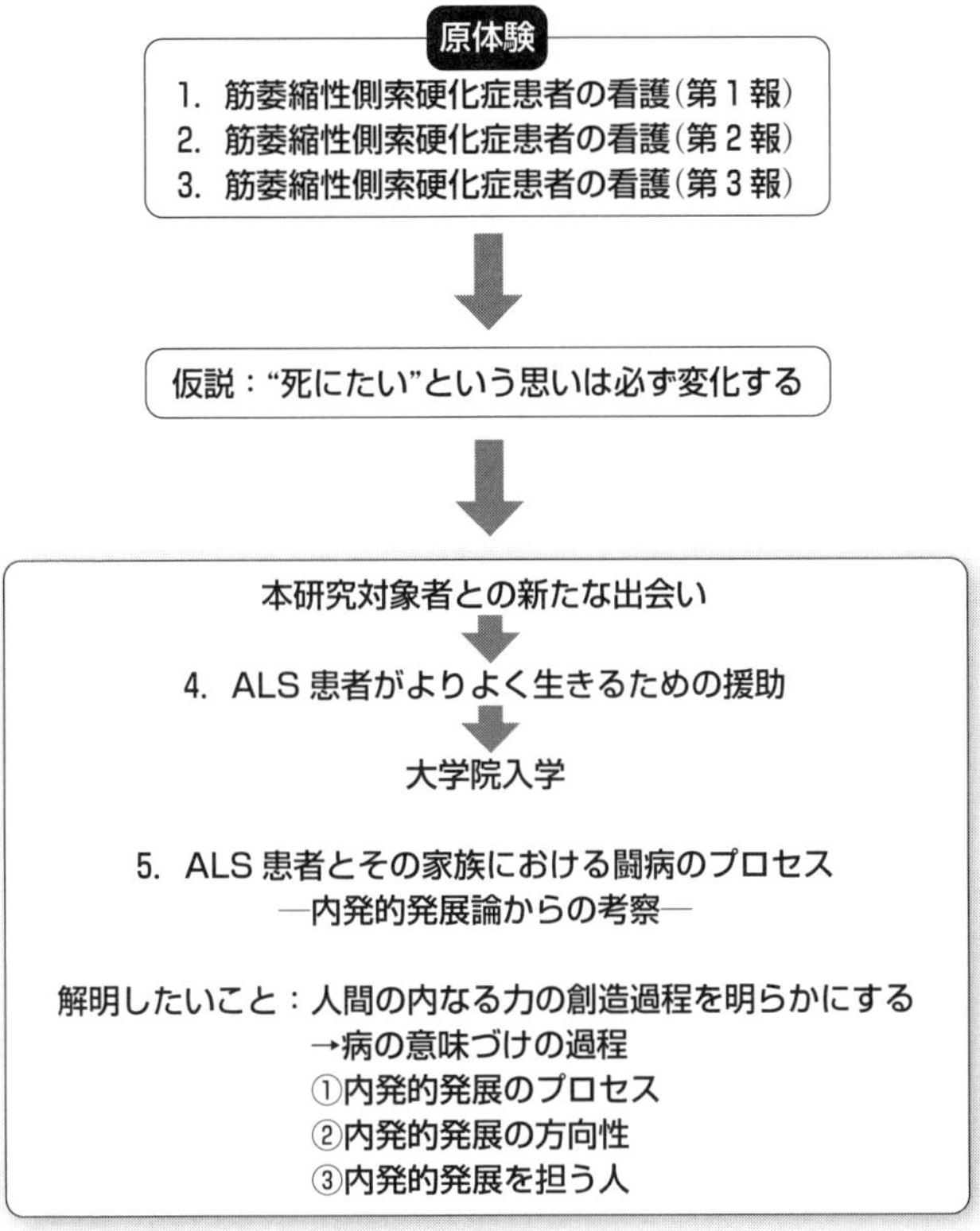
原体験
1. 筋萎縮性側索硬化症患者の看護(第1報)
2. 筋萎縮性側索硬化症患者の看護(第2報)
3. 筋萎縮性側索硬化症患者の看護(第3報)
仮説：“死にたい”という思いは必ず変化する
本研究対象者との新たな出会い
4. ALS 患者がよりよく生きるための援助
大学院入学
5. ALS 患者とその家族における闘病のプロセス
—内発的発展論からの考察—
解明したいこと：人間の内なる力の創造過程を明らかにする
→病の意味づけの過程
①内発的発展のプロセス
②内発的発展の方向性
③内発的発展を担う人

図7　私の修士論文の構造

スの変化を明らかにして「患者がよりよく生きるための援助」について考えるというものだった。

修士論文の患者は、10年間、「死にたい」と言い続けてきたが、10年目のある日、夫に「いまが　じんせいのなかで　いちばん　しあわせ」とまばたきで伝えたのだった。（大学で卒論にまとめた患者は発病後2年7か月のときに、看護師に「ツラクテモ　イキテイタイ」と文字盤で伝えた）。病棟の看護師たちは徐々に進行していく病のなかで、10年間変わらず毎日の食事（経管栄養であっても）、排泄（それは時間ごとの膀胱部圧迫による排尿誘導であったが）、入浴の代わりの清拭という名の身体の清潔など、何があろうと変わらずに日常の暮らしを支えてきたのだった。

修士論文ではこれらの変化を、鶴見和子の「内発的発展論」から分析した。患者の変化のプロセスを「人間の内なる力の創造過程を明らかにする」として、①内発的発展のプロセス、②内発的発展の方向性、そして③内発的発展を担う人、という3点から考察した。インタビューは、まばたきの会話を通してのものだったが、病室内での参加観察を重ねて導き出した結論は「病は確実に進行していた。しかし、まばたきの会話から1日20回以上〝死にたい〟と発せられていた言葉は、しだいに減少し、2年後〝子どもの成長が生きがい〟と看護師との会話のなかで話している。さらに人工呼吸器装着後10年目には夫に〝いまがいちばんしあわせ〟という言葉を伝えていた」。参加観察とインタビューの結果から「進行していく病に対して、患者の内部では生きる幸せを感じられるときが出現し、長い時間をかけながら生と死の谷間をゆれ動いていた。それは、生と死と創造のプロセスのようであった」と考察した。

患者の身体をもとの健康に戻すことは看護師にはできない。しかし、「いまをいかに生きるか」と支えることはできる。患者の内部で静かにささやかに発展している過程を、つねに看続け、護り続けた人たちは、①家族、そして②看護師であった。

看護師のこの存在のあり方を「静かな変革の担い手」と内発的発展論を引用しながら論文では表現した。医師が行なう「手術によって悪いところを切り取る」「薬でなおす」という方法は、看護師にはできない。しかし、時間をかけてゆっくりと一日をくり返していくなかで、患者は少しずつ変化し、10年目に「しあわせ」という言葉をつぶやくという事実がたしかにあったのだ。この時間こそ、自然が人間に平等に与えてくれている最大の薬ではないだろうか。家族とともに、いくばくかの生きることを支え、この内発的発展を、看護師たちが患者の近くにあって24時間、365日、日を重ねて支えてきていたと、論文の結論で述べた。

看護師は、その内発的発展の方向として一方通行ではなく患者と互いに思いを通わせ合っていた。参加観察での訪室回数や会話内容の深さから、訪問回数の限られている医師やほかの職種とは異なる様相が見てとれたのである。それは24時間ケアを継続している看護師はたとえ人が変わっても、いわば定住者としての看護師であり、何年も自宅に帰れない患者と同志としての「連帯」が生まれていたのだ。

もしこの過程のなかで、当時はまだなかった「自己決定論」という理論が日本に入ってきていたならば事態は違っていたのではないかと思う。患者に「人工呼吸器をつけますか?どうしたいですか?」と問いかけたなら、躊躇しながらも「迷惑をかけたくない、つけない」という結論に至ったのではないだろうか。そして、それはどちらがよいのか、私には正直わからない。わからないから考え続けるしかない。

月日の過ぎるのはなんと早いのだろう。このときからすでに20年を経過している。患者を担当した看護師は何人も替わったが、患者はそれぞれの看護師のなかでいまも生きている。病院の同窓会で当時の看護師たちと会うと、このときの話がでる。忘れられない患者の経験は、いまも脈々とつながるものがあるようである。患者―看護師関係のなかで現在につながる何かが、時間を超えて確実に看護師に残っているのだ。

■鶴見和子の「内発的発展論」はどのようにして生まれたのか■

鶴見和子は1918年(大正7年)、政治家鶴見祐輔(1885―1973)の長女として東京に生まれた。母親は満鉄の初代総裁で内相などを歴任した後藤新平の娘である。名門の家に生まれ、幼少のときから、学問のみならず、踊りに歌に、長じてからの鶴見和子を貫く人間教育を受けた。後に病に倒れたときに「歌が吹き出た!」と言ったと伝えられているが、その身体に深く根ざした芸は幼少のころから育まれていた。弟は哲学者の鶴見俊輔である。

1936(昭和11)年、津田英学塾(現在の津田塾大学)に入学し、21歳でアメリカのヴァサー大学大学院に入学し、マルクス主義哲学やデューイの功利哲学を学んだ。社会構造と社会理論、近代化論のタルコット・パーソンズに師事し「内発的発展型」と「外発的発展型」の類型化を学んだ。

1942(昭和17)年、異文化のなかでそれらの学びを深めていた鶴見和子は、太平洋戦争の勃発でアメリカから帰国。のちに再びアメリカに渡り、1966(昭和41)年プリンストン大学社会学博士号を取得している。1969(昭和44)年より上智大学外国語学部教授、同大学国際関係研究所所員、同研究所所長となる。

鶴見和子の思想を大きく変えたふたりがいる。そのひとりは柳田國男(1875—1962)であり、もうひとりは南方熊楠(1867—1941)である。ともに民俗学の祖といわれた人である。南方との出会いは、彼の全集[2]が出たとき第4巻の解説を依頼されたことがきっかけだった。南方が説く森羅万象の相関図(南方曼荼羅)に惹かれた。鶴見和子はアメリカで学んだ西欧型近代化論とは異なるその地域の土着文化に根ざした社会の発展のあり方に関心を寄せ、柳田と南方のふたりは内発的発展論生成の大きなきっかけとなる。明治政府の官僚(農商務省)として地方統治を進める役割の柳田と、日本人の心を支えている地方固有の伝統を守り日本という国の文化を守るべきと「神社合巳」に反対した南方。ふたりは本来は相容れないはずである。しかし「外国の模倣ではなく、日本独自の学問を創出しなければ」という点で一致し、それが鶴見の「内発的発展論」へとひとつになって合流し、「そこの人々にとって、よりよいものへと創造されていく」のである。

今回、鶴見和子を学び直してみると、アメリカで学んだ国際的な社会学者である鶴見が、そこから反転して「日本独自・固有の文化」である民俗学へと行き着き、内発的発展論の「萃点(一点に集まる・潮流)」となった経過がよく見えてきた。萃点は南方の「南方曼荼羅」とよばれる図像[3]からきている鶴見和子論のキーワードであった。社会学者として頂点をきわめた鶴見和子であったが、その社会学の限界を悟り、地域のなかにある力を生かして地域が自ら発展していくことをめざす自成の論、内発的発展論へと向かったのだ。

なぜ民俗学なのか、なぜ内発的発展論と民俗学なのかという疑問は、内発的発展論は「人々の暮らしのなかから生まれる内発的な創造」であるという点に行き着くと、解けてきた。

自らのモデルを、自己の社会の条件に適合する多様な独自性で創り変えていく、社会が外発的に発展していく欧米型の発展のあり方とは一線を画している。それは「内発・自成の発展論」として新たな「内発的発展論」の提唱となって生まれていったのだった。

近代化論から「内発的発展論」へ――水俣病との関わりから

「内発的発展とは、目標において人類共通であり、目標達成への経路と創出すべき社会のモデルについては、多様性に富む社会変化の過程である。共通目標とは、地球上全ての人々及び集団が、衣食住の基本的要求を充たし人間としての可能性を十全に発現できる条件を作り出すことである。それは現存の国内及び国際間の格差を生み出す構造を変革することを意味する」(4)

鶴見和子の内発的発展論は、柳田國男の民俗学、また南方熊楠の森羅万象の相関図（南方曼荼羅）に影響を受け、それぞれの地域や国が独自の発展を遂げることのなかに普遍性があり、欧米の考え方に追随することなく自発的に伝統文化に根ざした創造、発展が必要であると言っているのだ。

鶴見和子の映像がある（ビデオ「回生—鶴見和子の遺言」[5]）。そのなかで「私は初めはアメリカ哲学を学んで、抽象的なことに興味をもって若い頃は理論が好きだった」と言っており、柳田國男の言葉を紹介している。「理論はいつでも外からやってくる（外国から、近代化論）」、「四角い言葉を知っても、本当にそこのことを理解しようとすれば、それは丸い言葉から入らなければわからない」というものだ。四角い言葉とは、役人が使うような硬い言葉、あるべきことを伝えるような言葉であり、丸い言葉とは、それは庶民が使う言葉のことだった。この柳田の言葉は、外国の研究者が訪ねてきたときに発したもので、鶴見和子はいたく感銘を受けたと言っている。

やがて鶴見は外からの理論ではなく、内から、日本のなかから理論を形成しようとして、外と内と格闘して自国の発展論としての柳田國男や南方熊楠の民俗学を取り入れ、独自の内発的発展論へとたどり着く。

1976（昭和51）年、「不知火海総合学術調査団」という水俣病の調査会が立ち上がり、鶴見和子が主催していた「近代化論再検討研究会」で調査を引き受けることになった。石牟礼道子から「学者さんたちに、水俣に来て見てほしい」と依頼されたのだ。

その調査に関わることになった学者メンバーは、鶴見和子をはじめ、市井三郎、最首悟、原田正純、色川大吉、桜井徳太郎…、そうそうたる社会学者、生物学者、医師らであった。水俣に行き、その惨状を目の当たりにして、鶴見和子は「私たちの学問は役にたつのか、何をしたらよいのか」と絶望的になったという。しかし、その後、よそ者が入ってきたときに行なう〝魂入れ式〟という土地に伝わる儀式を受け、調査にあたった。まず、調査は何からスタートしたらよいのか議論した。大々的な統計的な社会調査ではなく、一軒一軒家を訪ね歩き、聞き取りをすることから始めようということになった。「それしかない」と鶴見和子は思ったという。

「破壊された海、海辺の壊された人々の再生、共同体、ムラ組織をつくっていくこと、ひとりひとりの生活のなかからわかったの。わたしの学問にとって、それは一番大事なことになったの」

鶴見和子は言う。「初めはアメリカ哲学をやった。そして柳田國男に出会い、水俣病の調査に行って南方熊楠の意味がわかり、内発的発展論へたどり着いた。でもいまは、まだ未完成。それを生きている限りちょっとでも進めたい。柳田と南方を入れてそれは完成するの」

■病ののちの鶴見和子■

1995（平成7）年、鶴見和子は突然病に襲われる。12月24日、自宅で脳出血に倒れ、左片麻痺となる。生死をさまよっているときに、突然湧いてきたという歌がある。

「半世紀　死火山となりしを轟きて　煙くゆらす　歌の火の山」

「片身（かたみ）麻痺の　我とはなりて水俣の　痛苦をわずか身に引き受くる」

それ以降、車いす生活を送りながら、これまでの著作をまとめたり、新たに執筆して出版された本の数は、すさまじい、という表現が一番合うように思う。思いつくままあげてみる。

1998年　「コレクション鶴見和子曼荼羅Ⅰ」（〜1999年　全9巻）
2000年　「歌集　花道」
2001年　「歌集　回生」「言葉果つるところ—鶴見和子・対話まんだら石牟礼道子の巻」
2002年　「言葉果つるところ」（石牟礼道子との共著）
2003年　「邂逅」（多田富雄との共著）
2005年　「曼荼羅の思想」（頼富本宏との共著）

2006年「米寿快談―俳句・短歌・いのち」(金子兜太との共著)
2007年「遺言―斃れてのち元まる」
2015年「魂との出合い」(大石芳野との共著)
2015年「地域からつくる―内発的発展論と東北学」(赤坂憲雄との共著)
2017年「『内発的発展』とは何か―新しい学問に向けて」(川勝平太との共著)
2018年「殺されたもののゆくえ―わたしの民俗学ノート」

このなかの「邂逅」(6)は、当初免疫学者の多田富雄との対談の予定だった。鶴見和子が1995(平成7)年12月に脳出血で倒れ左片麻痺となり、多田富雄は2001(平成13)年5月に脳梗塞で倒れ右半身麻痺と発語障害を残した。結果的に往復書簡という形で出版にこぎつけたということだ。このなかで多田は、後遺症と闘いながら自己の理論である「内発的発展論」を再度自分のなかでとらえ直した鶴見のことを、その執念の探求に〝山姥のようだ〟と感服したと言っている。高名なふたりの学者が、病に倒れ、それでもなお自己の理論を、病とともに追求し続けている姿は穏やかななかにも鬼気迫るものがあり、私は「これが人間の不条理、いや条理なのか?」と読みながら自問自答し、どこまでもいく人間の底力のようなものを感じ、「生老病死……、生きて、生きて死んでいく、これが人間……なのだ」と、言葉にできないことを感じ取っていた。

■鶴見和子の〃回生〃■

先に紹介した鶴見和子のビデオ「回生─鶴見和子の遺言」は、「新しい思想─内発的発展論」を自身が語ったものであった。遺言という文字も気になり、その発売記念講演会があることを知った私は、会場に駆けつけた。鶴見和子は体調を崩したということで、ビデオ出演になったと会場で聞かされた。本人に会えると意気込んでいただけに、残念な気持ちが強かったが、上映が始まるとそんな気持ちも忘れて圧倒されていった。青を基調とした映像やまるで宇宙に鳴り響くような太鼓の音のインパクトもあったが、鶴見和子の〃回生〃というそのメッセージが胸に迫ってきた。

脳出血で倒れたのち始まる生、それが〃回生〃だった。それは病の前の自分を取り戻すのではなく、巡る・回る人生のいまを生きる、つまり病そのものが回ってきたいまの自分を生きる、というものだった。国際的な社会学者である鶴見和子が病に倒れ、半身不随になって、なお宇宙や社会のなかの「ちり、ひじのような……われ」と歌いながら、変わった自身の姿を通して堂々とそのまま生きている姿は、学者の鶴見和子ではなく、ひとりの人間として凛と立っていた。まるで宇宙から意味を問い直しているようなその姿は、気高く、強烈に迫ってきた。そのビデオからの気迫はいまでもしっかりと思い出すことができる。

「私が倒れてから水俣病の人たちの痛みを、いささかのものを引き受けたんだけど、まだ沈黙の深さは、ないの(言葉を持たない先天性の水俣病の子どものこと)。表層なの」

「身体の不自由、痛みと出合って新たにわかったこと、コミュニティ、共同体、家族、魂の破壊、これは取り返しがつかないの。もとの身体を返せ、取り戻せ、って言っても一度壊れた身体はもとに戻れないの。私が病に倒れて初めてわかったの。それが水俣の意味だったの」

「心身の痛苦をこえて魂深き　水俣人に　我も学ばん」

「斃れてのち　元まる宇宙　輝いて　そこに浮遊す　塵(ちり)　泥(ひじ)　我は」

アメリカ(外)から戻り、日本の文化を、地域に生きて死んでいく人々のなか(内)で、全ての生きもののなかで暮らして、生きて死んでいく、それはどのようになってもこの現実を生きていくことである。「地球上全ての人々が十分な基本的欲求を充たし、人間としての可能性を十全に発現できる条件をつくり出すこと。現存の国や国際間の格差を生み出す構造を変革することを意味する」という内発的発展論がめざす定義である。

それは、理論(外)をはるかに超えて「人々の現実の暮らし、病、死…(内)」を生きていくこと、であった。

私のなかの鶴見和子

私は、鶴見和子の「内発的発展論」に筋萎縮性側索硬化症という難病の患者の闘病を重ねた。がんという病に対し、難病は病気のなかでもその存在は小さく、中心より周辺に位置しているように思えた。しかし、難病になった人はいつ終わるかもしれない時間を生きていくのだ。そのときそばにいるのは、家族であり、医療現場においては24時間をつなぐ看護師たちである。

医師は常に最新の治療と科学技術を駆使し、医療の目覚しい発展を担ってきた。その進歩に多くの人とびとは恩恵を受けている。しかし一方で、いまだ治療法が見つからず恩恵を受けられない人々や、国や経済状況などの格差のなかで十分なケアが行き届かない現実がある。

看護にはすぐに効果の出る即効性はないが、ほんの少しでもその人がもっている力を見出し、残された時間のなかでその人の望むところ・希望に向かっていけるよう身体を整え、日常の生活と心身の最小のバランスをとって生きていくことを支援することにその特徴をもつ。

それは、「加える力」ではなく「限りなく引いていって失っていって、それでもなおかつ人間に残された、自然に残されたわずかな恩恵を最大に生かしていく。経験を通して培ってきた豊かな知恵をその人と共に編み出していく、時間がかかるのではなく、むしろ時間をかける過程である」。

そのとき重要なことは、患者を対象化するのではなく、ともに同じところを見ているいわば仲間、鶴見の言葉を使えば〝連帯する仲間〟としてとらえることである。なぜならそれは明日の私であることを知っているから、そしてそれは全ての人が通る道であることを知っているから。動かすことのできない大宇宙の原理で動く小宇宙としての人間であることを知っている者として、在るからである。

鶴見和子がめざしたものはあまりにも奥深く、人間の生老病死を超えた自然・ひと・生きもの全ての〝生きること〟、そして同様に〝死ぬこと〟へのまなざしだったように思う。

「人が死ぬとはどういうことか。私をフィールドワークせよ」と鶴見和子は、近くなった死を前に世話をしていた妹に言ったそうだ。最後の生きるさまを見届けた妹・内山章子が、3回忌のときにその看取りの記「鶴見和子病床日誌」(7)を自費出版している。

「死にゆく人がどんな歌を詠み、何を考え、何を思って死んでいくのかを、あなたは客観的に記録しなさい」と姉の和子に言われ、そしてベッドサイドで「何でも記した」。死を見据える日々の記録はひと月で3冊になった。「人は必ず死ぬ。逃げることはできない。ならば受け止めよう」「死ぬっておもしろい。こんなの初めて、それが姉の思想だった」。

2006(平成18)年6月21日　医師の所見「予断を許さない状態」

6月26日　大腸がんが確認される。告知せず。

7月1日　すぐうとうとする　声に力がない　この何日か、和歌もできない。

7月5日　「朝の光が見えて嬉しい」「生きていることの確認」

7月13日　歌ができたという。「ここで死ぬか　部屋に帰って死ぬか　主治医にさえも私にさえもわからない　目覚むれば人の声する　まだ生きており」

「これが最後になるか」とつぶやく。

7月27日　「私の骨は私が神島の海に撒きますから」、医師に和歌山の神島と南方熊楠の由縁について話す。

「お姉さまよく頑張られました」というと、「はい！」、これが最後の言葉です。

7月31日　臨終

●引用・参考文献

(1)鶴見和子：内発的発展論の展開、筑摩書房、1996。
(2)南方熊楠：南方熊楠全集全12巻、第4巻、幹元社、1951。
(3)鶴見和子：南方熊楠・萃点の思想—未来のパラダイム転換に向けて、藤原書店、2001。
(4)鶴見和子：(1)に同じ。
(5)鶴見和子：ビデオ　回生—鶴見和子の遺言、藤原書店、2011。
(6)鶴見和子・多田富雄：邂逅、藤原書店、2003。
(7)内山章子：鶴見和子病床日誌、自費出版。

看護現場学への招待
—エキスパートナースは現場で育つ
発　行　2006年 4月 1日　第1版第1刷
　　　　2017年11月 1日　第1版第6刷
　　　　2019年 2月15日　第2版第1刷©
著　者　陣田泰子《じんだやすこ》
発行者　株式会社　医学書院
　　　　代表取締役　金原　俊
　　　　〒113-8719　東京都文京区本郷1-28-23
　　　　電話　03-3817-5600(社内案内)
印刷・製本　アイワード

ISBN978-4-260-03813-3